中国医学临床百家·病例精解

首都医科大学附属北京地坛医院

急性传染病
病例精解

金荣华 ◎ 总主编

陈志海 张 伟 ◎ 主 编

科学技术文献出版社
SCIENTIFIC AND TECHNICAL DOCUMENTATION PRESS
·北京·

图书在版编目（CIP）数据

首都医科大学附属北京地坛医院急性传染病病例精解 / 陈志海，张伟主编. —北京：科学技术文献出版社，2024.3
ISBN 978-7-5235-1187-9

Ⅰ.①首… Ⅱ.①陈… ②张… Ⅲ.①急性病—传染病—病案 Ⅳ.① R51

中国国家版本馆 CIP 数据核字（2024）第 030505 号

首都医科大学附属北京地坛医院急性传染病病例精解

策划编辑：蔡 霞　　责任编辑：夏 琰　　责任校对：王瑞瑞　　责任出版：张志平

出 版 者　科学技术文献出版社
地　　址　北京市复兴路15号　邮编 100038
编 务 部　(010) 58882938，58882087（传真）
发 行 部　(010) 58882868，58882870（传真）
邮 购 部　(010) 58882873
官 方 网 址　www.stdp.com.cn
发 行 者　科学技术文献出版社发行　全国各地新华书店经销
印 刷 者　北京虎彩文化传播有限公司
版　　次　2024 年 3 月第 1 版　2024 年 3 月第 1 次印刷
开　　本　787×1092　1/16
字　　数　142千
印　　张　13
书　　号　ISBN 978-7-5235-1187-9
定　　价　118.00元

首都医科大学附属北京地坛医院病例精解

编委会

首都医科大学附属北京地坛医院
急性传染病
病例精解

编委会

主编简介

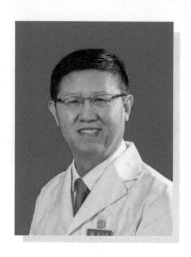

陈志海

　　首都医科大学附属北京地坛医院感染中心主任、主任医师、教授、博士研究生导师。国家卫生标准委员会传染病标准专业委员会委员，中华医学会感染病学分会常务委员，北京中西医结合学会感染专业委员会主任委员，中华医学会北京分会感染专业委员会副主任委员，北京市住院医师规范化培训专科（内科）委员会副主任委员。致力于各种传染病临床诊治及研究 30 余年。主持或参与省部级以上课题 10 余项，以第一作者或通讯作者发表论文 100 余篇。

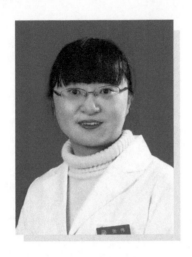

张伟

首都医科大学附属北京地坛医院感染中心感染二科副主任、主任医师、副教授、硕士研究生导师。从事感染性疾病的中西医结合临床、科研、教学工作，以急性传染病、艾滋病为主要研究方向。承担国家及省部级科研项目 8 项，发表论文 40 余篇，主编著作 1 部，作为副主编编写著作 1 部，参与编写著作 9 部，获得软件著作权 2 项、专利 3 项。

序 言

疾病诊疗过程，如同胚胎发育过程，在临床实践的动态变化中孕育、萌发、生长和长成。这一过程需要逻辑思维和临床推理，充满了趣味和挑战。临床医生必须知道如何依据基础病理生理学知识来优先选择检查项目并评估获得的信息，向患者提供安全、可靠和有效的诊疗。

患者诊疗问题的解决，一方面，离不开医生与患者面对面的沟通交流；另一方面，在以上基础上进行临床推理（涉及可清晰描述的、可识别的和可重复的若干项启发性策略），这一过程包括最初设想的形成、一种或多种假设的产生、问诊策略的进一步扩展或优化，以及适当临床技能的应用，最终找到病症所在。

以案为思，以案促诊。"首都医科大学附属北京地坛医院病例精解"丛书中的每个病例都按照病历摘要、病例分析和病例点评进行编写。读者从中可以了解到在获得病史、体格检查信息后，辅助检查项目和诊断措施在每个病例完整资料库的构建中各自所起的作用和相对的价值。弄清主诉的细节，决定哪些部位和功能需要检查，评估所得到的信息，并决定还需要做些什么。书中也有部分疑难病例给出了大量的病症确诊技术应用实例，而这些技术正是临床医生应该带入临床思维活动中并学会选择的。病例分析和病例点评呈现的是临床医生的逻辑思维与积累的临床经验的融合及应用，也包括新技术的应用和对疾病的新认知，鼓励读者在阅读每个案例后提出自己的逻辑推理，然后与编者的逻辑相比较，以便提升自己的诊疗技能，尽可能避免使用不必要的诊断措施。

"地坛人"与传染病和感染性疾病的斗争历经 76 载风雨，医院由单一的传染病科发展成为集防、治、保、康为一体的大型综合医院，以治疗与感染和传染相关的急、慢性疾病为鲜明特点，在临床诊疗中积累了丰富的病例资源。本丛书各分册编委会结合感染性疾病和本学科疾病谱特点，力争展现在诊疗中如何获得并处理患者信息，正确使用临床诊断技巧，得出合理、可信的诊断结论，制订诊疗计划，关注患者结局，提升患者就医体验和减轻患者疾病负担。以丛书形式出版旨在体现临床学科特点，与广大同人分享宝贵经验，拓展临床思维，提升诊疗水平，惠及更多的患者。

　　本丛书的编写凝聚了首都医科大学附属北京地坛医院专家们的智慧，得到了密切合作的兄弟医院专家们的大力支持与帮助，在此表示衷心的感谢。由于近年来工程科学与计算和信息科学进一步结合，推动了生命科学和生物技术的发展，新技术、新材料、新方法不断涌现，加之临床思维又是一个不断精进的过程，而我们也受知识所限，书中若有不足之处，诚望同人批评指正。

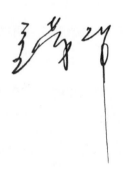

2023 年 12 月于北京

前　言

　　回顾人类文明的发展史，我们可以发现，大规模传染病疫情的发生严重影响了人类的生命健康、政治经济发展及社会的发展进程。随着与传染病斗争经验的积累、医疗水平的提高，人类在传染病的诊治方面取得了巨大进步。我们曾一度认为人类已经驾驭了传染病，但全球交通业的高度发达也使得传染病传播速度更快、范围更广。艾滋病、肺结核、流感的存在，3 年多来新型冠状病毒感染的流行，以及疟疾、登革热、黄热病等传染病的输入无一不告诉我们，与病毒、细菌、寄生虫等传染病的斗争仍任重道远。

　　北京地坛医院作为首都北京的一所有着悠久历史的传染病医院，承担着各种传染病的收治任务。在这所传染病医院中，感染性疾病临床中心是一支应对各类传染病的常备队伍，也被称为"特战队"。当前新型冠状病毒疫情渐缓，而猴痘疫情又起，传染病传播的风险无时不在，因而关注疫情动态、提高传染病诊治的专业素养非常必要，然而传染病种类繁多，想做到全面掌握实属不易。笔者作为传染病诊治队伍的一名老兵，组织编撰这本急性传染病病例精解专著，既是愿望也是责任。

　　本书搜集了本科室近 10 年来收治的多种急性传染病病例，以法定传染病为主，还包括部分非法定传染病和重要的输入性传染病。既有当前的常见病例，也有较为罕见的病例。部分传染病曾肆虐寰宇，部分传染病偶然散发。集韵增广，多见多闻，无论何种情形，加深对这些传染病的认识，实战中一旦遇到，能有所借鉴，这也是我们选择病例的出发点，所以我们在病例选择过程中，慎之又慎，既要病例典型，又期望病例覆盖面广泛。区区数语，不能尽言，但愿能为学界奉献一本有所裨益的参考书。

全书按病毒、细菌、寄生虫及其他病原体进行依次编写，每一病原体类别中尽量选取相对常见而又典型的案例，同时也包含少数病情复杂、诊治困难的少见类型。如在病毒性传染病部分，既包括大家较为熟识的麻疹、水痘、手足口病、传染性单核细胞增多症、流感等常规传染病，也包括相对少见的 H7N9 禽流感、黄热病及发热伴血小板减少综合征等。在细菌、寄生虫及其他病原体感染所致传染病的类别中，也是如此。每个病例均有较详细的病历摘要（涵盖基本信息、实验室检查、诊治经过、预后转归等），其后对病例加以分析，并做了专家点评。全书内容较为丰富，所有病例均来自临床实践，并加入了表格、图片（影像图片、病理图片）等形式内容，以期打造一本涵盖多病种病例的传染病诊治书籍，为广大医务工作者和医学生提供尽量丰富的参考资料，提高对急性传染病的诊治能力。

每个病例均承载了患者与家属所经历的苦难以及对医务人员的信任，也饱含医务人员的辛勤付出，病例中不能对当时参与诊治的医护人员一一具名，在此对所有病例背后的患者及医护人员致敬！由于时间仓促以及编者能力有限，对疾病的认识仍有缺憾，疏漏甚至错误在所难免，人相聚得言，皆有益也，恳请同道批评斧正。

2023 年仲夏

目 录

第一章 病毒性传染病 ······················· 1

病例 1 甲型 H1N1 流感 ······················· 1

病例 2 人感染 H7N9 禽流感 ······················· 7

病例 3 麻疹肺炎 ······················· 15

病例 4 水痘脑炎 ······················· 21

病例 5 单纯疱疹病毒性脑炎 ······················· 27

病例 6 流行性腮腺炎 ······················· 33

病例 7 手足口病 ······················· 39

病例 8 肾综合征出血热 ······················· 45

病例 9 流行性乙型脑炎 ······················· 52

病例 10 登革热 ······················· 59

病例 11 传染性单核细胞增多症 ······················· 64

病例 12 狂犬病 ······················· 70

病例 13 发热伴血小板减少综合征 ······················· 76

病例 14 黄热病 ······················· 82

病例 15 新型冠状病毒感染 ······················· 90

第二章 细菌性传染病 ······················· 96

病例 16 伤寒 ······················· 96

病例 17 霍乱 ······················· 102

病例 18 细菌性痢疾 ······················· 108

病例 19 布鲁菌病 ·· 114

病例 20 皮肤炭疽 ·· 120

病例 21 百日咳肺炎 ·· 130

病例 22 结核性脑脊膜炎 ··· 136

病例 23 李斯特菌脑膜炎 ··· 144

病例 24 流行性脑脊髓膜炎 ··· 150

病例 25 猫抓病 ·· 158

第三章 寄生虫及其他病原体导致的传染病 ····································· **163**

病例 26 黑热病 ·· 163

病例 27 疟疾 ·· 172

病例 28 急性阿米巴痢疾 ··· 179

病例 29 裂头蚴病 ·· 185

病例 30 隐球菌脑膜炎 ·· 190

第一章
病毒性传染病

病例1 甲型H1N1流感

病历摘要

【基本信息及病史】

患者，男性，44岁，主因"发热、咳嗽4天"于2月8日入院。

现病史：4天前患者无明显诱因出现发热，体温最高39℃，伴畏寒、寒战，周身乏力明显，伴鼻塞、流涕，伴咽痛、咳嗽，无明显咳痰，伴活动后胸闷气短，患者自服"感冒清热颗粒"，但效果不佳。1天前患者仍发热，体温高峰仍为39℃，伴咳白色痰，胸闷症状较前加重，就诊于当地县医院，化验血常规WBC 4.02×10⁹/L，

笔记

NE% 80.14%，LY% 12.36%，HGB 172 g/L，PLT 290×10^9/L。CRP 37.1 mg/L。胸部 CT 提示双肺感染，建议转院治疗。4 小时前就诊于我院急诊，查甲型 H1N1 流感病毒核酸阳性，急诊以"甲型 H1N1 流感重症、肺部感染"收入院。患者目前精神稍差，食欲较差，无恶心、呕吐，睡眠正常，大便正常，小便可。

流行病学史：患者发病前未接种流感疫苗。无发热人群接触史，无家禽接触史。

既往史：否认其他传染病病史，否认高血压、冠心病、糖尿病病史，否认食物、药物过敏史，否认手术外伤史，预防接种史不详。

个人史：生于原籍，无地方病疫区居住史，无传染病疫区生活史，否认吸烟史，否认饮酒史。

【体格检查】

体温 38.7 ℃，脉搏 96 次 / 分，呼吸 20 次 / 分，血压 127/78 mmHg。身高 176 cm，体重 80 kg。神志清楚，急性面容，全身浅表淋巴结未触及异常肿大。咽部充血，双侧扁桃体Ⅱ度肿大。双肺呼吸音粗，未闻及干啰音，可闻及散在湿啰音。心律齐，各瓣膜听诊区未闻及病理性杂音，腹软，肝脾未触及，移动性浊音阴性，双下肢无水肿。生理反射存在，病理反射未引出。

【辅助检查】

甲型 H1N1 流感病毒核酸检测阳性。

WBC 3.03×10^9/L，NE% 74.90%，LY% 15.50%；CRP 102.2 mg/L；PCT 1.16 ng/mL；心肌酶谱：LDH 554.9 U/L，CK-MB 28.7 U/L，α- 羟丁酸脱氢酶 392 U/L；电解质、肾功能、肝功能未见明显异常；肺炎支原体抗体测定 MP 阴性反应。真菌 D- 葡聚糖检测＜ 10.0 pg/mL。CT 显示支气管肺炎表现，见图 1-1。

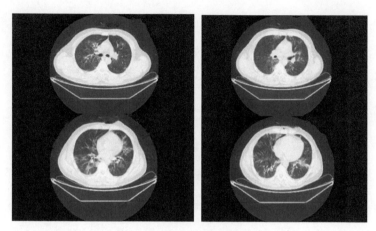

图 1-1　胸部 CT

【初步诊断及诊断依据】

初步诊断：甲型 H1N1 流感（重症）、肺部感染。

诊断依据：冬春季节发病，急性病程，临床表现为高热伴畏寒、寒战、咳嗽、流涕、咽痛等流感样症状。结合甲型 H1N1 流感病毒核酸检测阳性，诊断"甲型 H1N1 流感"明确。患者胸部 CT 显示双肺感染，符合重症流感诊断标准。

【诊疗经过】

患者诊断"甲型 H1N1 流感"明确，入院后给予帕米拉韦抗病毒，患者胸闷、气促明显，血气分析（未吸氧）pH 7.409，PO_2 7.72 kPa，PCO_2 5.21 kPa，SO_2 91.10%。氧合指数（PaO_2/FiO_2）276 mmHg，血气分析显示患者存在 I 型呼吸衰竭。给予鼻导管吸氧 5 L/min，指端血氧饱和度可维持于 95% ～ 97%。患者咳白色痰，血 CRP 及 PCT 明显升高，结合胸部 CT 考虑合并细菌性肺炎可能性大，给予莫西沙星抗菌治疗，并予雾化促进排痰。入院第 3 天（病程第 6 天）体温恢复正常，咳嗽、咳痰、胸闷、气促等症状较前减轻，复查血气分析（未吸氧）：pH 7.434，PO_2 10.13 kPa，

3

PCO_2 4.94 kPa，氧合指数 363 mmHg，较前好转。复查血常规：WBC 5.03×10^9/L，NE% 39.40%，LY% 46.40%；CRP 24.9 mg/L；PCT 0.39 ng/mL，患者临床症状减轻，CRP、PCT 较前下降，考虑抗菌治疗有效，继续上述方案抗病毒及抗菌治疗。入院第 7 天（病程第 10 天）患者一般情况好，体温正常，偶有咳嗽、咳痰，无胸闷、气促，复查血常规、心肌酶谱、CRP、PCT 等结果正常，甲型 H1N1 流感病毒核酸检测阴性。患者解除隔离出院。

治疗过程中实验室检查结果动态变化见表 1-1、表 1-2。

表 1-1　全血细胞分析及炎症指标动态变化

入院天数	WBC（×10⁹/L）	NE%（%）	LY%（%）	HGB（g/L）	PLT（×10⁹/L）	CRP（mg/L）	PCT（ng/mL）
入院第 3 天	4.02	80.14	12.36	172	290	37.1	-
入院第 4 天	3.03	74.90	15.50	169	167	102.2	1.16
入院第 6 天	5.03	39.40	46.40	160	182	24.3	0.39
入院第 10 天	6.63	45.86	39.07	158	269	0.7	< 0.05

表 1-2　血气分析动态变化

入院天数	PO_2（kPa）	PCO_2（kPa）	pH	氧合指数（mmHg）
入院第 4 天	7.72	5.21	7.409	276
入院第 6 天	10.31	4.94	7.434	362

【确定诊断】

甲型 H1N1 流感（重症）、肺部感染、Ⅰ型呼吸衰竭。

病例分析

本例为中年男性，急性起病，病程短。流感发病高峰季节起病，发病前未接种流感疫苗，结合病程中典型的发热、寒战、咳嗽、咳痰、流涕及甲型 H1N1 流感病毒核酸检测阳性可确诊为甲型 H1N1 流感。患者咳白色痰，胸部 CT 表现提示支气管肺炎，考虑合并细菌感染。血气分析提示血氧分压低于 60 mmHg、二氧化碳分压正常，存在 I 型呼吸衰竭。此患者 BMI 为 25.8 kg/m²，无慢性基础疾病，不伴有重症流感的高危因素，但病情进展迅速，发病 4 天后出现呼吸衰竭，其主要原因为发病后未及时就诊，错过应用特异抗流感药物的最佳时机。《流行性感冒诊疗方案（2020 年版）》建议重症流感或有重症高危因素的流感样病例，应尽早给予经验性抗流感病毒药物。发病 48 小时内应用抗病毒药物可减少并发症，降低病死率及减少住院时间。即使发病时间超过 48 小时，重症流感患者仍可因应用抗病毒药物获益。即使存在混合感染，早期抗病毒治疗仍然可以改善流感患者预后。

钱芳教授病例点评

此患者临床表现典型，结合流行病学史及病原学检查，不难确诊。外周血淋巴细胞计数下降提示患者的细胞免疫功能受到损害，多与病毒直接或间接导致细胞凋亡有关，是重症流感的高危因素。此患者病程第 3 天于外院查外周血淋巴细胞显著降低预示患者发展为重症流感可能性大。此患者为中年男性，既往无慢性肺部基础病，无恶性肿瘤、糖尿病及长期应用糖皮质激素病史，肺炎为社区获得性，经验选择呼吸喹诺酮覆盖常见肺部感染病原体较为合理。

流感治疗的关键在于及时应用特异性抗病毒药物。在 2019—2020 年流感季节期间，超过 99% 的甲型（H1N1）pdm09 流感病毒对奥司他韦、帕拉米韦和扎那米韦敏感。奥司他韦是治疗季节性流感最常用的口服药物，但部分患者可出现恶心、呕吐及轻微的神经

笔记

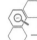

精神副作用。有文献报道帕拉米韦治疗流感的临床疗效优于奥司他韦，二者用药期间安全性相当，帕拉米韦并未增加药物不良反应发生率。此外，帕拉米韦可以静脉单次给药，起效迅速且半衰期较长。此患者入院时食欲较差，选择帕拉米韦可避免患者口服药物困难，保障抗病毒疗效。

【参考文献】

1. 中华人民共和国国家卫生和计划生育委员会. 流行性感冒诊疗方案（2020 年版）. 北京：2020.

2. Committee on Infectious Diseases. Recommendations for prevention and control of influenza in children, 2021–2022. Pediatrics, 2021, 148（4）：e2021053745.

3. RATRE Y K, VISHVAKARMA N K, BHASKAR L V K S, et al. Dynamic propagation and impact of pandemic influenza A（2009 H1N1）in children：a detailed review. Curr Microbiol, 2020, 77（12）：3809-3820.

4. 李振华，张华，陈建丽，等. 帕拉米韦与奥司他韦治疗流感病毒性肺炎的效果. 中华医院感染学杂志，2021，31（24）：3717-3721.

（薛晓雨　整理）

病例 2　人感染 H7N9 禽流感

病历摘要

【基本信息及病史】

患者，女性，41岁，主因"周身不适7天，高热5天"于2017年4月11日入院。

现病史：患者 7 天前出现周身不适，伴畏寒，无寒战，未特殊处理。5 天前出现高热，体温最高 39.3 ℃，伴有周身肌肉痛、头痛，无咳嗽、咳痰，无憋气，无腹痛、腹泻，就诊于村卫生所输液治疗 2 天效果差，仍有高热，体温最高 40 ℃。2 天前就诊于当地医院，予以对症处理，具体不详，经治疗后未见明显好转。1 天前出现咳嗽，咳黄痰，伴有憋气，就诊于外院，实验室检查：WBC 2.3×10^9/L，NE% 84%，NE 1.9×10^9/L，LY% 10.09%，CRP 80 mg/L，PCT 0.26 ng/mL，胸部 CT 提示右肺肺炎，予以美罗培南抗感染，甲泼尼龙 40 mg 抗炎治疗，患者自觉症状无改善，为明确病因遂就诊于我院感染急诊，以"肺部感染"收入我科。患者自发病以来，神志清楚，精神弱，体力弱，饮食一般，睡眠一般，大小便正常。

流行病学史：患者母亲数周前接触病死家禽（鸡），3 周前出现发热咳嗽，1 周前死亡，患者与母亲有密切接触。

既往史：平素健康状况良好，否认高血压、冠心病、糖尿病病史，否认其他传染病病史，否认食物、药物过敏史，否认手术及外伤史。

个人史：农民，无地方病疫区居住史，无传染病疫区生活史，无冶游史，否认饮酒史，离异，女儿体健。

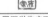
【体格检查】

体温 36.7 ℃，脉搏 76 次 / 分，呼吸 25 次 / 分，血压 103/67 mmHg。神志清楚，精神不振，双肺叩诊呈清音，右肺呼吸音弱，双肺呼吸音粗，可闻及少量湿啰音。其余查体未见明显异常。

【辅助检查】

血常规：WBC 3.30×10^9/L，NE% 74.61%，NE 2.46×10^9/L，LY% 14.2%，LY 0.47×10^9/L，MO 0.15×10^9/L。感染、炎症指标：PCT 0.13 ng/mL，CRP 43.8 mg/L，ESR 40 mm/h。心肌酶谱：LDH 498 U/L，CK 118 mmol/L，CK-MB 31 U/L，HBDH 364 U/L。血生化：ALT 215.7 U/L，AST 122.3 U/L，TP 57.0 g/L，ALB 32.8 g/L，CREA 76.6 μmol/L，URCA 111.00 μmol/L，BUN 8.2 mmol/L，K^+ 3.46 mmol/L，Ca^{2+} 2.06 mmol/L，Mg^{2+} 1.18 mmol/L，P 0.81 mmol/L。血气分析（鼻导管吸氧 2 L/min）：pH 7.48，PaO_2 56.03 mmHg，$PaCO_2$ 37.8 mmHg，PaO_2/FiO_2 193 mmHg，病原学检查：H7N9 禽流感病毒核酸阳性（咽拭子、痰）。

心电图：正常心电图。

胸部 CT：双肺炎症，双下叶炎性实变。

治疗过程中实验室及影像学检查结果动态变化见表 2-1、表 2-2、图 2-1。

表 2-1 血常规、肝功能、CRP、ESR、PCT 动态变化

日期	WBC ($\times 10^9$/L)	NE% (%)	LY% (%)	HGB (g/L)	PLT ($\times 10^9$/L)	ALT (U/L)	AST (U/L)	CRP (mg/L)	ESR (mm/h)	PCT (ng/mL)
4月10日	2.30	84.00	10.09	-	-	-	-	80	-	0.26
4月11日	3.30	74.61	14.20	120	320	215.7	122.3	43.8	40	0.13
4月13日	2.99	68.20	20.30	134	296	83.8	32.8	8.3	36	<0.05
4月17日	5.04	64.53	21.68	114	335	67.8	39.4	4.8	28	-
4月20日	5.53	57.00	31.70	113	326	50.6	26.4	3.6	25	-
4月26日	6.13	60.31	30.20	125	330	38.2	22.4	2.1	14	-

笔记

表 2-2　血气分析与呼吸支持动态变化

日期	pH	PaO₂ (mmHg)	PaCO₂ (mmHg)	SpO₂ (%)	PaO₂/FiO₂ (mmHg)	BE (mmol/L)	HCO₃⁻ (mmol/L)	呼吸支持
4月11日	7.48	56.03	37.80	91.3	91.85	3.6	27.3	储氧面罩吸氧10 L/min
4月13日	7.48	50.55	34.65	88.9	112.33	1.9	26.2	储氧面罩吸氧8 L/min
4月17日	7.45	59.18	37.88	92.5	131.51	2.0	26.1	储氧面罩吸氧6 L/min
4月20日	7.41	79.20	42.23	96.2	214.05	0.8	24.8	鼻导管吸氧4 L/min
4月23日	7.44	102.30	38.72	97.8	352.76	2.5	26.3	鼻导管吸氧2 L/min
4月26日	7.45	102.60	36.52	98.7	488.57	2.3	25.4	无吸氧

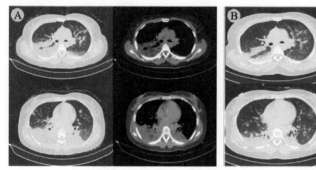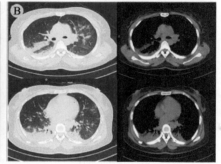

A. 入院时胸部 CT；B. 抗病毒治疗 5 天后胸部 CT。

图 2-1　胸部 CT 动态变化

【初步诊断】

肺部感染。

【诊疗经过】

患者入院后暂无发热，根据患者临床表现、流行病学史及影像学资料，高度怀疑禽流感可能。入院后予以单间隔离，下病重，予一级护理、监测生命体征、储氧面罩吸氧支持治疗。

入院后完善相关检查进一步评估病情，入院后相关结果回报提示 H7N9 禽流感病毒核酸阳性，血常规淋巴细胞降低，血气分析提示 Ⅰ 型呼吸衰竭，血生化提示肝功能异常、心肌酶升高。入院后复查 CT，与外院 CT 对比示双肺肺炎较前加重。患者 H7N9 禽流感诊断明确，依据《人感染 H7N9 禽流感诊疗方案（2017 年版）》，诊断"人感染 H7N9 禽流感（重症）I 型呼吸衰竭"。

治疗上予以储氧面罩 10 L/min 吸氧，帕拉米韦抗病毒治疗，考虑患者入院前咳黄痰，外周血 CRP 及 PCT 升高，不除外继发细菌感染，入院后加用头孢美唑经验性抗细菌治疗，并给予对症保肝、营养心肌及补液纠正电解质紊乱。此外，患者舌淡胖、苔白厚腻微黄（图 2-2A），脉弦滑，素体脾虚，痰热闭肺，枢机不利，湿浊内阻，予以加用中药清热化痰、除湿、凉血、止血治疗，具体方案为：柴胡 10 g、黄芩 10 g、半夏 10 g、陈皮 6 g、党参 15 g、白术 15、茯苓 15 g、薏米 15 g、藿香 10 g、佩兰 10 g、炙麻黄 3 g、杏仁 10 g、豆蔻 6 g、丹参 20 g、丹皮 6 g、炙甘草 10 g，并根据病情变化随证调整。治疗 1 周后，患者舌象转为舌红、苔黄腻（图 2-2B）。同时根据患者经皮血氧饱和度及血气分析情况调整患者储氧面罩吸氧流量，随着患者病情好转由入院 10 L/min 逐步下调吸氧浓度，逐渐更换为鼻导管，再撤除吸氧。

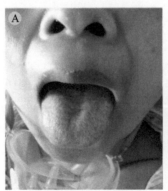
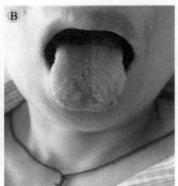

A. 入院时患者舌象；B. 经中药治疗 1 周后患者舌象。

图 2-2 患者舌象动态变化

经上述治疗，患者未再发热，体温波动在 36.4 ~ 36.7 ℃，血氧

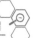

维持在 95%～99%，咳嗽、咳痰、憋气等症状较前明显缓解。患者于入院后第 3、第 5 天复查 H7N9 禽流感病毒核酸（咽拭子、痰）结果均为阴性，入院 5 天后复查胸部 CT 提示双肺炎症较前有所吸收，PCT、CRP 均较前下降。入院 10 天后患者体温正常，咳嗽、咳痰症状减轻，无憋气症状，肝功能、心肌酶正常，氧合指数逐渐升高，病情好转出院。

【确定诊断】

人感染 H7N9 禽流感（重症）、细菌性肺炎、Ⅰ型呼吸衰竭、肝功能损害、心肌损害、低钾血症。

病例分析

患者为青年女性，急性病程，发病前曾有禽流感患者（1 周前患者母亲接触病死家禽出现流感样症状后死亡）密切接触史，主要临床特点为高热、周身不适，伴咳嗽、咳痰及呼吸困难。结合咽拭子及痰标本人 H7N9 禽流感病毒核酸阳性，可确诊为人感染 H7N9 禽流感。结合患者胸部 CT 提示双肺肺炎，血气分析提示Ⅰ型呼吸衰竭，合并多器官损害，可诊断为人感染 H7N9 禽流感重症病例。

该病潜伏期多在 7 天以内，起病急，早期表现类似普通流感，无明显特异性症状，其中最常见的症状为发热和咳嗽，并伴有咳痰、呼吸困难、咯血，但也可仅表现为全身症状，如头痛、疲劳、肌痛等。随着病情进展可出现急性呼吸窘迫综合征、重症肺炎、脓毒性休克和多器官功能障碍综合征。人感染 H7N9 禽流感肺部影像特点主要表现为双侧磨玻璃影和实变影，其他特征表现还包括小叶间隔增厚、小叶中心结节、支气管扩张、胸腔积液等。

此患者因未能及时应用特异性抗病毒药物阻断病情进展，发病7天内快速进展为呼吸衰竭并伴多器官损害。目前该病治疗首选神经氨酸酶抑制剂（neuraminidase inhibitor，NAI），尽早使用特异性抗病毒药物可改善生存期。患者在入院后立即使用帕拉米韦抗病毒治疗，经抗病毒治疗后患者症状较前明显好转，复查CT提示双肺较前明显吸收，逐步下调吸氧浓度，并复查相关指标，血气分析、血生化结果提示患者病情较前好转。患者经抗病毒、氧疗及其他支持治疗后最终好转出院。

钱芳教授病例点评

本例患者虽为青年且既往无基础疾病，但患者发病后出现持续高热大于3天，血淋巴细胞计数明显降低，CRP及血清酶学LDH、CK、CK-MB、ALT、AST显著升高，胸部影像学提示肺炎快速进展，以上因素为人感染H7N9禽流感重症的高危因素。根据患者流行病学史、症状、体征、病原学结果及影像学检查，本病例确诊为人感染H7N9禽流感（重症）。该患者从出现首发症状到于我院确诊，转诊了3家医院，历时7天，错过了应用特异性抗病毒药物的最佳时机，导致病情最终进展为重症肺炎并伴多器官损害。因此，临床医生应加强对流行病学史的重视程度，对于有明确及特殊流行病学史的患者，及时留取病原体检查，尽量做到早发现、早诊断，改善患者预后。

目前该病抗病毒治疗主要选择NAI，主要包括奥司他韦、帕拉米韦和扎那米韦等药物。由于流感病毒的复制多在症状发作后24～72小时达到峰值，并且病毒载量与症状的严重程度呈正相关。

因此 H7N9 病毒感染者在发病 2 天内进行早期 NAI 治疗，可缩短病毒脱落的持续时间并提高其生存率。一项研究发现，在症状出现 5 天后才接受 NAI 的患者，其死亡风险较症状出现 5 天内接受 NAI 的患者高出 1.59 倍，对此建议尽早对疑似病例或确诊病例应用 NAI，以降低该病的病死率。由于尽早使用抗病毒药物可显著改善生存期，因此对部分患者可无须等待实验室检查结果回报后再用药，可尽早应用奥司他韦抗病毒治疗；而对于重症患者可根据患者情况在常规剂量、疗程的基础上，适当增大剂量、延长疗程。

此外，H7N9 禽流感病毒可结合唾液酸 α-2，3 型受体（禽流感病毒受体）和唾液酸 α-2，6 型受体（人流感病毒受体），同时累及上、下呼吸道，易合并细菌感染。感染 H7N9 禽流感病毒基础上继发细菌感染是重症病例死亡的高危因素，有研究发现继发细菌感染的 H7N9 禽流感病毒患者的死亡风险是未合并细菌感染患者的 1.686 倍。临床医生应积极监测血 CRP、PCT 等炎症指标，完善痰涂片、痰培养等检查，若患者出现继发细菌感染征象，应合理选择抗菌药物治疗。

在临床诊治禽流感过程中发现，中药治疗确实能够改善患者症状、促进恢复，H7N9 禽流感属于中医肺系疫病范畴，根据中医药辨证施治、个体化治疗，可以改善患者预后。本病例是采用中西医结合方式治疗的典型的 H7N9 重症病例，根据患者湿、热病机的演变，予以加用中药清热化痰、除湿、凉血、止血等治疗，并根据患者症候酌情调整用药。经治疗，患者恢复顺利，最终痊愈出院。

【参考文献】

1. 国家卫生计生委办公厅. 人感染 H7N9 禽流感诊疗方案（2017 年第 1 版）.（2017-01-25）[2022-10-23]. http://www.nhc.gov.cn/yzygj/s3593 g/201701/2dbdbc

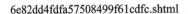

6e82dd4fdfa57508499f61cdfc.shtml

2. YANG Y, SHEN C, LI J, et al. Clinical and virological characteristics of human infections with H7N9 avian influenza virus in Shenzhen, China, 2013-2017. J Infect, 2019, 79（4）: 389-399.

3. WU X, XIAO L, LI L. Research progress on human infection with avian influenza H7N9. Front Med, 2020, 14（1）: 8-20.

4. WANG X, JIANG H, WU P, et al. Epidemiology of avian influenza A H7N9 virus in human beings across five epidemics in mainland China, 2013-17: an epidemiological study of laboratory-confirmed case series. Lancet Infect Dis, 2017, 17（8）: 822-832.

5. ZHENG S, ZOU Q, WANG X, et al. Factors associated with fatality due to avian influenza A（H7N9）infection in China. Clin Infect Dis, 2020, 71（1）: 128-132.

6. HENG S, TANG L, GAO H, et al. Benefit of early initiation of neuraminidase inhibitor treatment to hospitalized patients with avian influenza A（H7N9）virus. Clin Infect Dis, 2018, 66（7）: 1054-1060.

（张榕凌　整理）

病例 3　麻疹肺炎

病历摘要

【基本信息及病史】

患儿，男性，4 个月 25 天，主因"发热 4 天，皮疹 8 小时"于 1 月 12 日入院。

现病史：患儿 4 天前出现发热，体温最高 38 ℃，流涕、咳嗽、咳痰，伴双眼分泌物增加、结膜充血、畏光、流泪明显，无腹泻，无吐奶，就诊于当地医院查血常规：WBC 10.1×10^9/L，NE% 44.6%，LY% 48%。考虑"上呼吸道感染"，予以对症治疗（具体不详）效果不佳。今晨患儿出现高热，体温维持于 39.3 ～ 39.6 ℃，口服退热药效果不佳，咳嗽、咳痰较前加重，周身出现鲜红色皮疹，自耳后开始，发展到面部、颈部及躯干、四肢，皮疹较密集，为斑丘疹，压之褪色。自发病以来，患儿较烦躁，爱哭闹，进食欠佳，喂奶时伴呛咳，小便量可，大便正常。

流行病学史：半月前患儿曾因肺部感染在某儿童医院输液治疗。否认类似患儿接触史，否认麻疹疫苗接种史，无输血及血制品应用史。

既往史：否认其他传染病病史，否认食物、药物过敏史，否认手术、外伤史。

生长发育史：出生情况良好，否认发育异常。

【体格检查】

体温 39.1 ℃，脉搏 170 次 / 分，呼吸 35 次 / 分，血压 85/50 mmHg。神志清楚，正常面容，全身可见红色充血性斑丘疹，以耳后、颈部及躯干部为主，手、足心未见皮疹。口腔可见白色分泌物，颊黏膜可见 Koplik 斑，双肺呼吸音粗，可闻及散在湿啰音。心率170次/分，心律齐，各瓣膜听诊区未闻及病理性杂音，腹软，肝肋下2 cm 可及，无触痛，移动性浊音阴性。双下肢无水肿，生理反射存在，病理反射未引出。

【辅助检查】

血常规：WBC 15.52×10^9/L，NE% 80.56%，LY% 7.12%；CK-MB 61.6 U/L，LDH 506.4 U/L，HBDH 665 U/L；CRP 28.3 mg/L；麻疹病毒 IgM 抗体阳性；胸部 X 线片示双肺支气管肺炎。

【初步诊断及诊断依据】

初步诊断：麻疹、呼吸道感染。

诊断依据：①麻疹：冬春季节发病。患儿发热，伴上呼吸道及结膜炎的卡他症状，出现皮疹，为红色充血性斑丘疹，压之褪色，疹间皮肤正常，以颜面、颈部及躯干为主，Koplik 斑（＋）。结合患儿发病、症状及病史，临床诊断麻疹成立。②呼吸道感染：此次发病有发热，伴有咳嗽、咳痰症状，听诊双肺呼吸音粗，可闻及散在湿啰音，考虑合并呼吸道感染。

【诊疗经过】

患儿诊断"麻疹"明确。入院后患儿心率持续增快，呼吸急促，伴咳嗽、咳痰，心肌酶升高，肝脏增大，结合患儿症状、化验结果及体征，考虑"心肌炎，心功能不全"。患儿声音嘶哑，考虑存在喉炎。给予头孢曲松抗细菌治疗，西地兰、多巴酚丁胺泵入纠正心力衰竭，果糖二磷酸钠营养心肌，丙种球蛋白增强免疫力，雾化吸入地塞米松减轻喉部水肿。

入院第3天，患儿体温仍高，咳嗽未减轻，痰不易咳出，出现憋喘，精神弱，哭闹无力，心率170～180次/分，呼吸35～40次/分，右下肺呼吸音偏低，左肺啰音较前增多，复查血常规 WBC 15.71×10⁹/L，NE% 67.8%，LY% 28.1%；CRP 50.2 mg/L。血气分析（未吸氧）：pH 7.483，$PaCO_2$ 6.47 kPa，PaO_2 8.44 kPa，SaO_2 95.40%。氧合指数 302 mmHg，患儿存在低氧血症，给予鼻导管吸氧；考虑肺部感染较前加重，停用头孢曲松，升级为亚胺培南抗细菌治疗。应用地高辛、多巴酚丁胺控制心力衰竭。

入院第5天，患儿体温高峰较前下降，最高体温 38.0 ℃，咳嗽较前减轻，喘憋症状较前明显好转，心率下降至130～140次/分，呼吸30次/分，复查血常规 WBC 10.86×10⁹/L，NE% 52.9%，LY% 27.6%；CRP 20 mg/L。考虑抗感染治疗有效，继续应用亚胺培南抗细菌治疗；患儿心力衰竭基本纠正，停用地高辛、多巴酚丁胺。

入院第10天，患儿体温正常，精神较前好转，哭声有力，进食尚可，尿便尚可，皮疹已退，心率下降至120～140次/分，呼吸30次/分，双肺未闻及湿啰音。复查血常规提示白细胞及分类正常，CRP 正常。患儿肺炎已控制，好转出院。

治疗过程中实验室检查结果动态变化见表3-1。

表 3-1　实验室检查结果动态变化

病程	WBC (×10⁹/L)	NE% (%)	LY% (%)	HGB (g/L)	PLT (×10⁹/L)	CK-MB (U/L)	CRP (mg/L)
1 天	10.1	44.6	48	111	367	-	-
4 天	15.52	80.5	7.12	97.3	360.9	61.6	28.3
7 天	15.71	67.8	28.1	93.2	339	31.1	50.2
9 天	10.86	52.9	27.6	94	325	-	20.0
14 天	10.54	40.56	42.31	115	300	9.0	2.2

【确定诊断】

麻疹、肺炎（病毒、细菌）、低氧血症、心肌炎、急性心力衰竭、喉炎。

病例分析

患儿为小婴儿，发病前未曾接种麻疹疫苗。临床特征为发热，伴咳嗽、咳痰等上呼吸道症状，眼结膜炎，口腔 Koplik 斑及周身皮肤红色充血性斑丘疹，结合麻疹病毒特异性 IgM 抗体阳性，可确诊为麻疹。此患儿发病年龄小，合并喉炎、心肌炎及肺炎多种并发症，病情凶险。肺炎是麻疹最常见的并发症，也是导致麻疹患儿死亡最常见的原因。麻疹病毒本身导致肺炎多不严重，但可继发其他病毒、细菌感染或多种细菌混合感染导致重症肺炎，可快速进展为呼吸衰竭，并发急性心力衰竭等多器官系统损害。针对麻疹病毒，目前并没有特异性抗病毒药物，治疗上以对症、支持为主。此患儿诊治过程中，经验性抗菌治疗开始选择头孢曲松，但应用头孢曲松治疗 2 天因患儿体温高峰无下降，咳嗽、咳痰无减轻，出现喘憋、肺部啰音较前加重，升级为亚胺培南，后肺部感染逐渐控制。针对本患儿自身特点：低月龄婴儿，免疫力低下，经验性应用抗生素治疗建议采用降阶梯方案，可迅速控制感染，缩短病程，为本患儿治疗的关键。

麻疹合并心肌炎多发生于出疹后 4～6 天，临床表现为气促、发绀、四肢厥冷、心率快、心音减弱、肝大、心电图可有心律失常及 ST 段异常等表现。重症心肌炎患者常并发心律失常、心力衰竭、心源性休克等。此患儿入院时呼吸急促，心率明显增快，心肌酶显著升高，肝大，考虑符合病毒性心肌炎合并心力衰竭的临床诊断标准。针对心肌炎的治疗以减轻心脏负担，促进心肌细胞代谢，增加心肌供血供氧为主。有文献报道，糖皮质激素治疗主要用于重症心肌炎患者，其作用可能是通过抑制炎性反应和水肿、减轻毒素影响心肌，以改善患者预后。本患儿麻疹合并双肺感染，应用糖皮质激素有可能加重免疫抑制，导致肺炎加重，权衡利弊考虑不建议首选糖皮质激素治疗心肌炎，在积极有效抗感染基础上以减轻心脏负荷，营养心肌治疗为主。

喉炎患儿常出现暗哑、喘憋、咳痰等症状，口唇发绀、两肺哮鸣音，甚至出现三凹征，危及生命。此患儿出现嘶哑、咳嗽、咳痰症状，考虑符合喉炎的临床诊断标准。针对喉炎的治疗以促进血管通透性下降，减少黏液分泌，缓解黏膜水肿、支气管痉挛等症状，改善通气功能为主。有文献报道，雾化吸入糖皮质激素治疗喉炎疗效确切，可促进患者症状体征缓解，及时控制病情。

钱芳教授病例点评

本患儿临床症状典型，诊断及时准确，但诊治过程的难点在于麻疹并发症的治疗，尤其对于肺炎的控制。肺炎是麻疹最常见的并发症，同时是导致心功能不全的重要诱因之一，有效的抗细菌治疗是控制肺炎进展的关键。结合患儿年龄、既往病史、临床症状体征、外周血白细胞计数、中性粒细胞百分比、C反应蛋白及降钙素原水平等，综合评估给予经验性抗感染治疗，抗感染48小时后结合患儿临床表现及实验室检查变化，评估抗感染治疗效果以便决定是否调整抗细菌治疗方案。此外，在诊疗过程中，仍需注意在肺炎基础上并发呼吸衰竭、心力衰竭等临床表现。结合临床表现，监测血气、心肌酶、BNP等实验室指标，及时复查胸部X线片/胸部CT、心脏超声等检查，综合评估病情。目前麻疹尚无特异的抗病毒治疗，早期诊断并采取综合措施治疗麻疹并发症，可显著降低麻疹患者病死率。

麻疹是传染性很强的呼吸道传染病，但麻疹病毒仅有1个抗原型，是可以通过疫苗有效预防的疾病。接种麻疹疫苗是消除麻疹流行最主要的策略。近年来我国通过实施消除麻疹行动计划和扩大免疫规划，麻疹发病率明显下降，但小于8月龄的麻疹病例比例上升明显，部分地区15岁以上麻疹病例占较高比例。此外，文献报道维生素A的缺乏在全世界的麻疹患者中很常见，小于2岁的麻疹患者使用维生素A可降低死亡率。

【参考文献】

1. 卫亚丽，赵玉英，丁超，等. 重症心肌炎的临床治疗分析. 中国实用医药，2015，10（10）：153-154.

2. LEUNG A K, HON K L, LEONG K F, et al. Measles：a disease often forgotten but not gone. Hong Kong Med J，2018，24（5）：512-520.

3. 杨弋仙. 雾化吸入布地奈德和地塞米松治疗小儿急性喉炎并呼吸困难临床疗效的对比研究. 实用心脑肺血管病杂志，2015，23（2）：81-83.

4. 姜晓慧. 雾化吸入布地奈德混悬液治疗麻疹合并喉炎患儿的临床观察. 中国现代药物应用，2018，12（18）：87-89.

5. HÜBSCHEN J M, GOUANDJIKA-VASILACHE I, DINA J. Measles. Lancet，2022，399（10325）：678-690.

（薛晓雨 整理）

病例4　水痘脑炎

病历摘要

【基本信息及病史】

患儿，男性，8岁，主因"发热2天，皮疹1天，头痛2小时"入院。

现病史：患儿2天前出现发热，体温最高39.6 ℃，无咳嗽、咳痰，无全身及肌肉关节痛，无胸痛、心悸，无腹痛、腹泻，无尿频、尿急和尿痛，无大小便失禁，就诊于当地医院，查血常规正常，诊断为上呼吸道感染，未治疗。1天前出现皮疹，伴斑丘疹、疱疹同时存在，初始位于躯干部，逐渐波及四肢和颜面部。2小时前患儿自觉头痛，为持续性胀痛，不伴头晕、恶心。为进一步诊治于11月22日入院。患儿自发病以来，精神可，饮食及二便正常，体重未见明显减轻。

流行病学史：近期该患儿班级出现1例水痘患者，该患儿与其有密切接触史；否认疫区居住史；否认疫水接触史。

既往史：平素健康状况良好，否认先天性疾病史，否认其他传染病病史，否认食物、药物过敏史，否认手术外伤史。

生长发育史：第一胎第一产，足月顺产，生长于河北省承德市，新生儿期健康，母妊娠期健康，发育生长良好。

预防接种史：按社会程序接种，未接种水痘疫苗。

【体格检查】

体温39.7 ℃，脉搏136次/分，呼吸22次/分，血压125/80 mmHg。

笔记

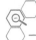

神志清楚，急性面容，躯干、四肢和颜面部可见斑疹、丘疹、水疱疹，皮疹呈向心性分布，以躯干为著，四肢少见，疱液透明。双肺呼吸音清，心律齐，各瓣膜区未闻及病理性杂音，腹软，肝脾未及，移动性浊音阴性，双下肢无水肿。脑膜刺激征阴性，生理反射存在，病理反射未引出。

【辅助检查】

血常规：WBC 8.62×10^9/L，NE% 60%，MO% 11.8%，LY% 26.1%。

异型淋巴细胞百分比 4%。

CRP 3.0 mg/L，PCT 0.11 ng/mL，ESR 1 mm/h。

心肌酶谱：CK 40.20 U/L，CK-MB 32.00 U/L，LDH 476.7 U/L，HBDH 403.0 U/L。

肝功能：ALT 95.1 U/L，AST 50.7 U/L。

EB 病毒抗体 IgM 阴性，套氏系列均阴性。

甲、乙、丙、丁、戊病毒性肝炎检测均阴性。

肺炎支原体抗体 IgM 阴性。

自身免疫性肝病、ENA 谱、抗中性粒细胞胞浆抗体谱均阴性。

特种蛋白均正常。

甲状腺激素正常。

尿常规、便常规正常。

抗水痘带状疱疹病毒抗体 IgM 阳性反应。

脑脊液检查：压力 180 mmH$_2$O。

脑脊液常规：脑脊液白细胞计数 17×10^6/L，淋巴细胞百分比 90%。

脑脊液生化：脑脊液蛋白 45.7 mg/dL，葡萄糖及氯化物正常，涂片未见细菌，抗酸染色和墨汁染色阴性。

心电图、心脏超声、腹部超声正常。

头颅 MRI 未见异常，见图 4-1。

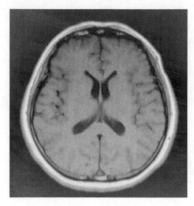

图 4-1 头颅 MRI

【初步诊断及诊断依据】

初步诊断：水痘、肝功能异常。

诊断依据：①水痘：患儿急性起病，未接种水痘疫苗，近期接触水痘患者，发热 1 天后，胸腹部出现斑丘疹，逐渐波及四肢和颜面部，有水疱疹。辅助检查提示抗水痘带状疱疹病毒抗体 IgM 阳性反应，水痘诊断明确。②肝功能异常：患者实验室检查提示 ALT 和 AST 升高，并且除外病毒性肝炎、自身免疫性肝病等证据，考虑为水痘带状疱疹病毒感染引起。

【诊疗经过】

患儿主因"发热 2 天，皮疹 1 天，头痛 2 小时"入院，近期有水痘患者接触史。入院查体，患儿体温升高，可见向心性分布斑疹、丘疹、水疱疹。完善实验室检查，水痘带状疱疹病毒抗体 IgM 阳性，肝功能轻度异常，入院初步诊断"水痘，肝功能异常"。给予阿昔洛韦抗病毒治疗，针对肝功能损伤，给予还原型谷胱甘肽、复方甘草酸苷保肝治疗，同时对症退热、营养支持治疗。入院当晚 21：00 患儿突然自觉胸部不适，胡言乱语，后出现呕吐进而嗜睡的症状。立即完

笔记

善腰椎穿刺,提示脑脊液压力稍高,脑脊液蛋白升高,经儿科会诊,诊断"水痘脑炎",予以加用丙种球蛋白预防重症化。后患儿未再出现谵妄症状,嗜睡症状逐渐好转,体温逐渐下降,入院第3日体温正常,经抗病毒等治疗1周后,皮疹全部结痂,大部分痂皮脱落,无新发皮疹出现,肝功能恢复正常,患儿好转出院。

【确定诊断】

水痘、水痘脑炎、肝功能异常。

【随访】

电话随访患儿家长,患儿出院后未再出现任何神经系统症状,一般情况好。

病例分析

患儿未接种水痘疫苗,发病前有水痘患者接触史,接触1天后出现皮疹、发热、头痛,查体可见躯干部、四肢和颜面部斑疹、丘疹、疱疹,皮疹符合水痘典型皮疹,水痘带状疱疹病毒IgM阳性反应,水痘诊断明确。患儿转氨酶高,完善检查除外其他因素,考虑为水痘病毒损伤所致。

水痘脑炎好发人群是3岁以下婴幼儿、免疫抑制状态者等,该患儿无上述高危因素,容易忽略水痘脑炎发生的可能。患儿入院时有头痛症状,但无其他神经系统症状、体征,入院当晚出现谵妄、呕吐、嗜睡等神经系统表现。儿童病情进展迅速,临床医生应具有高度警惕性,仔细观察患儿症状、体征细微变化。该患儿出现谵妄症状后及时完善腰椎穿刺检查,脑脊液压力偏高,脑脊液白细胞轻度升高,生化提示脑脊液蛋白稍升高,葡萄糖和氯化物正常,支持水痘脑炎诊断。水痘脑炎的治疗重在病因治疗，早期规范的抗病毒治疗至关重要，以及时控制并发症的进展。该患儿后续未再出现精神症状，未遗留神经系统后遗症，预后较好。

钱芳教授病例点评

本例患儿有接触水痘患者的明确流行病学史，水痘高发季节发病，有发热症状，皮疹典型，辅助检查水痘带状疱疹病毒 IgM 阳性反应，水痘诊断并无困难。

当机体免疫力低下时，水痘带状疱疹病毒可进入中枢神经系统而导致脑炎或脑膜炎。水痘脑炎多发生在出疹后第 3 ～ 8 天，极少数发生在出疹前 2 周或出疹后 3 周。临床表现为发热、头痛、呕吐、感觉异常、脑膜刺激征阳性、深反射亢进、病理征阳性等体征。部分表现为兴奋或木僵等精神障碍，少数病例于急性期出现谵妄、惊厥、肌肉抽搐、视力障碍、语言功能障碍、偏瘫、感觉过敏或迟钝等。神经系统症状可能发生于水痘皮疹之前，在极少数情况下可能在没有典型皮疹的情况下发生。对于临床症状不典型患者，腰椎穿刺脑脊液病原学检查对于诊断至关重要。

近年来国内外以静脉注射丙种球蛋白治疗各种病毒性脑炎的临床报道较多并取得了较好的疗效。大部分水痘带状疱疹病毒相关中枢神经系统并发症预后良好，有少数病例死亡及遗留中枢神经系统后遗症。

【参考文献】

1. GRAHN A，STUDAHL M. Varicella-zoster virus infections of the central nervous

system – prognosis，diagnostics and treatment. J Infect，2015，71（3）：281-293.

2. 秦新华，王芳，赵保玲.丙种球蛋白用于小儿重症出血性水痘治疗中的效果分析.医药论坛杂志，2021，42（2）：119-122.

3. ALVAREZ J C，ALVAREZ J，TINOCO J，et al. Varicella-zoster virus meningitis and encephalitis：an understated cause of central nervous system infections. Cureus，2020，12（11）：e11583.

4. 林阳，杨亚琼，陈宁，等.丙种球蛋白治疗我国临床诊断病毒性脑炎有效性的Meta 分析.中国循证医学杂志，2021，21（8）：898-906.

5. SCIENCE M，MACGREGOR D，RICHARDSON S E，et al. Central nervous system complications of varicella-zoster virus. J Pediatr，2014，165（4）：779-785.

（孔祥婧　整理）

病例5 单纯疱疹病毒性脑炎

病历摘要

【基本信息及病史】

患者，男性，10岁3个月，主因"间断抽搐15天、意识模糊7天"入院。

现病史：患者15天前无明显诱因出现抽搐、四肢僵直，伴意识丧失、口吐白沫、小便失禁，持续约10分钟后缓解，缓解后意识恢复，无发热、恶心、呕吐、头痛、头晕、腹泻，就诊于当地医院，头颅MRI示双侧额顶叶皮层下多个异常信号，考虑脱髓鞘变化。7天前患者间断出现意识模糊、自言自语，最高体温37.9 ℃，无恶心、呕吐，就诊于外院过程中再次出现抽搐、嘴唇发绀，急查WBC 14.3×10⁹/L、NE% 79.3%、HGB 152 g/L、PLT 383×10⁹/L，CRP 3 mg/L，电解质、肝功能正常，为进一步诊治收入院。患者自发病以来，神志模糊，大小便如常，体重无明显变化。

流行病学史：发病前口周曾出现疱疹。

既往史：否认其他传染病病史，否认食物、药物过敏史，否认手术、外伤史。

生长发育史：患儿出生情况良好、生长发育正常，语言、运动、智力发育均正常。

【体格检查】

体温36 ℃，脉搏110次/分，呼吸18次/分，血压120/70 mmHg。急性病容，神志模糊，精神不振。颈抵抗阳性。四肢关节未见异常，活动无受限。双侧 Babinski 征阴性，Kernig 征阴性，Brudzinski 征阴性。

【辅助检查】

血常规：WBC 8.68×10^9/L、NE% 56.36%、HGB 130.2 g/L、PLT 360.4×10^9/L；异型淋巴细胞百分比 8%；CRP 正常、PCT < 0.05 ng/mL；肝功能、电解质、肾功能正常；心肌酶：CK 404 U/L，HBDH 192 U/L。

【初步诊断】

意识不清待查、中枢神经系统感染可能性大。

【诊疗经过】

患者入院后完善相关检查，腰椎穿刺：脑脊液压力 110 mmH$_2$O；脑脊液总细胞数 22 个 /μL、白细胞数 18 个 /μL；脑脊液蛋白 49 mg/dL、葡萄糖和氯化物正常；血、脑脊液单纯疱疹病毒 I 型抗体 IgM 阳性；脑脊液墨汁染色阴性反应；脑脊液抗酸染色阴性；脑脊液涂片查细菌阴性反应；脑脊液乙型脑炎抗体测定 IgM 阴性反应。EBV、CMV、麻疹、新型隐球菌、弓形虫抗体均阴性。头颅平扫：左侧侧脑室前角处小缺血灶。脑电图：可见散在性、阵发性慢波。诊断单纯疱疹病毒性脑炎，给予阿昔洛韦及干扰素抗病毒治疗，醒脑静、维生素 B 营养神经等对症支持治疗。入院第 6 天，患者出现抽搐，表现为双目、牙关紧闭，予地西泮镇静。入院第 8 天患者再次出现躁动、意识不清，予地西泮镇静，继而出现手足抽动、双眼上翻，给予苯巴比妥抗惊厥治疗、甲泼尼龙 40 mg 减轻炎症，患者抽搐缓解，给予鼠神经生长因子营养神经。入院第 17 天，患者神志好转，精神、进食可，患者病情好转，患者家属要求出院。

【确定诊断及诊断依据】

确定诊断：单纯疱疹病毒性脑炎。

诊断依据：患者少年男性，急性起病，无诱因间断抽搐、四肢僵直、意识模糊、精神行为异常，颈抵抗阳性，近期有口周疱疹，行腰椎穿刺，脑脊液压力升高，脑脊液化验提示白细胞数及蛋白均轻度升高，头颅 MRI 示双侧额顶叶皮层下多个异常信号，考虑脱髓鞘变化；脑电图可见散在性、阵发性慢波；血、脑脊液单纯疱疹病毒 I 型抗体 IgM 阳性反应，诊断为单纯疱疹病毒性脑炎。

病例分析

患者急性起病，间断抽搐、四肢僵直、意识模糊、精神行为异常，查体颈抵抗阳性，近期有口周疱疹，脑脊液压力增高，头颅 MRI 示双侧额顶叶皮层下多个异常信号，考虑脱髓鞘变化；脑电图可见散在性、阵发性慢波，左右不对称；血、脑脊液疱疹病毒 I 型抗体 IgM 阳性反应，诊断为单纯疱疹病毒性脑炎。应与以下疾病鉴别：①手足口病：患者发热，急性起病，患者发病时为手足口病高发季节，伴口腔、足部红色丘疹，考虑不除外重症手足口病，可完善相关检查明确。②癫痫：患者抽搐，伴意识丧失，四肢僵直，口吐白沫，小便失禁，不除外癫痫可能，可完善相关检查明确。③其他病毒性脑炎：病毒性脑炎的病原体多样，主要包括疱疹病毒、虫媒病毒和肠道病毒等。但除乙型脑炎等少数几种流行性脑炎之外，其他散发性病毒性脑炎的临床表现相对较轻，少有以颞叶及额叶显著损害为主的征象；血清及脑脊液检查出相应病毒的特异抗体有助于鉴别。④化脓性脑膜炎：以伴有严重的全身感染中毒症状为特点，外周血白细胞明显增高，脑脊液呈化脓性改变，细菌涂片或培养阳性。⑤感染中毒性脑病：常发生在急性细菌感染的早期或极期，多见于败血症、肺炎、细菌性痢疾、伤寒、白喉、百日咳等。患者以 2 ~ 10 岁儿童为主，因机体对感染毒素产生过敏反应，导致脑充血水肿所致，临床表现为高热、头痛、呕吐、谵妄、惊厥、昏迷、脑膜刺激征等；脑脊液压力增高，蛋白质可轻度增高，细胞一般不增多，葡萄糖和氯化物正常。原发疾病好转后，脑症状则随之逐步消失，一般无后遗症。

单纯疱疹病毒性脑炎具有起病时间短、病情发展快、预后差、后遗症严重的病情特点。大部分单纯疱疹病毒脑炎是由单纯疱疹病毒Ⅰ型导致，该病毒潜伏于患儿面部神经末梢，引起口腔和呼吸道原发性感染后，经三叉神经侵入脑部引起脑炎，少部分单纯疱疹病毒脑炎是由单纯疱疹病毒Ⅱ型导致，主要发生于新生儿，引起患儿生殖器疱疹，导致先天性感染。

许多患者出现前驱症状，提示上呼吸道或其他全身感染。在大多数单纯疱疹病毒性脑炎病例中，脑炎的体征和症状会在数天内得到进展。最常见的表现包括脑病、发热、癫痫发作、头痛和局灶性神经功能缺损。除此之外，单纯疱疹病毒性脑炎也可出现广泛脱髓鞘改变，呈多灶性、弥漫性改变。

早期识别和治疗疱疹病毒性脑炎的关键是熟悉脑炎综合征，包括精神状态改变（通常为 ≥ 24 小时），并伴有脑实质炎症的证据。支持脑部炎症的发现可能包括发热、新发癫痫、局灶性神经系统体征、脑脊液（CSF）细胞增多（有核细胞 ≥ 5 个 /mL）及放射学和（或）神经生理学异常，例如，磁共振成像（MRI）或脑电图（EEG）的异常发现。单纯疱疹病毒性脑炎多采用综合治疗，其中以抗病毒及对症支持治疗为主。抗病毒治疗中，阿昔洛韦是治疗疱疹病毒感染的首选药物，能够穿透血 – 脑屏障。高热患者可采取物理及药物进行降温；发生惊厥患者可采用地西泮、苯巴比妥、咪达唑仑等药物控制惊厥的发作。本例患者病情重，意识不清，可以短疗程、大剂量应用激素治疗以改善预后，但需密切监测患者的生命体征。此外，患者也可运用神经营养因子营养脑神经来改善预后。

田地教授病例点评

单纯疱疹病毒侵犯中枢神经系统引起相应的炎性改变，临床称为单纯疱疹病毒性脑炎。本病呈全球分布，一年四季均可发病，无明显性别差异，任何年龄均可发病。血、脑脊液单纯疱疹病毒Ⅰ型抗体 IgG、IgM 阳性反应是单纯疱疹病毒的确诊方式。该病例急性起病，病程中出现反复抽搐、意识模糊，查体颈抵抗阳性，查脑脊液白细胞数略高，头颅 MRI 示双侧额顶叶皮层下多个异常信号；脑电图异常表现；血、脑脊液单纯疱疹病毒Ⅰ型抗体 IgM 阳性反应，结合患儿发病前曾有口周疱疹病史，诊断为单纯疱疹病毒性脑炎。病情常在数日内快速进展，多数患者有意识障碍，表现为意识模糊或谵妄，随病情加重可出现嗜睡、昏睡、昏迷或去皮质状态，部分患者在疾病早期即出现昏迷。重症患者可因广泛脑实质坏死和脑水肿引起颅内压增高，甚至形成脑疝而死亡。在单纯疱疹病毒中，早期诊断和治疗是降低本病死亡率的关键，主要包括抗病毒治疗，辅以对症支持治疗，可以降低死亡率和致残率。本病如未经抗病毒治疗、治疗不及时或不充分，病情严重则预后不良，死亡率可高达60% ~ 80%。该病例入院后予以阿昔洛韦及干扰素抗病毒治疗，同时镇静、抗惊厥、营养神经等治疗，患者病情好转出院。

【参考文献】

1. 樊利英.儿童单纯疱疹病毒性脑炎诊疗进展.医学食疗与健康，2020，18（9）：207，210.

2. 冯绵烨，娄燕.病毒性脑炎的诊治研究进展.中华诊断学电子杂志，2019，7（1）：66-70.

3. STEINER I，BENNINGER F. Manifestations of herpes virus infections in the nervous system. Neurol Clin，2018，36（4）：725-738.

4. BRADSHAW M J，VENKATESAN A. Herpes simplex virus-1 encephalitis in adults：pathophysiology，diagnosis，and management. Neurotherapeutics，2016，13（3）：493-508.

5. WHITLEY R，BAINES J. Clinical management of herpes simplex virus infections：past，present，and future. F1000Res，2018，7：F1000 Faculty Rev-1726.

6. KAPADIA R K，TYLER K L，PASTULA D M. Encephalitis in adults caused by herpes simplex virus. CMAJ，2020，192（32）：E919.

（牛文静　整理）

病例6 流行性腮腺炎

病历摘要

【基本信息及病史】

患儿，男性，11岁，主因"左侧耳前肿大5天，发热4天，头痛2天"收入院。

现病史：患儿5天前无明显诱因自觉左侧耳前肿大，有压痛，4天前开始出现发热，体温最高38.5℃，无畏寒、寒战，就诊于当地医院，考虑流行性腮腺炎，予利巴韦林抗病毒及对症治疗2天，患儿左侧耳前肿胀好转。2天前患儿仍发热，体温波动于38.0～38.5℃，出现头痛，伴恶心、呕吐，呕吐物为胃内容物，伴乏力、纳差，当地医院予地塞米松、青霉素等治疗2天后效果不佳。今日患儿右侧耳前出现肿胀、精神弱，为进一步诊治收入我院。患儿起病以来精神、食欲不佳，小便正常，大便干燥。

流行病学史：发病前有流行性腮腺炎患者密切接触史，未接种过"麻风腮"疫苗。

既往史：平素健康状况一般。曾行双侧扁桃体切除术，否认其他传染病病史，否认食物、药物过敏史。

生长发育史：第一胎第一产，足月顺产，生长于原籍，母妊娠期体健，新生儿期健康，发育生长良好，语言、运动、智力发育均正常。

【体格检查】

体温36.7℃，心率70次/分，呼吸20次/分，血压100/60 mmHg。

神志清楚、精神弱，右侧耳前肿大、有压痛，颈抵抗可疑阳性，双肺呼吸音清，未闻及干湿啰音及胸膜摩擦音，律齐，各瓣膜听诊区未闻及病理性杂音，腹部平坦，全腹无压痛及反跳痛，肝、脾、胆囊未触及，肝区叩痛阴性，移动性浊音阴性。四肢、关节未见异常，活动无受限，双下肢无水肿，四肢肌力、肌张力正常。

【辅助检查】

血常规：WBC 9.2×10^9/L，NE% 63.7%，HGB 133 g/L，PLT 300×10^9/L。

CRP 3.0 mg/L。

心肌酶：肌酸激酶（CK）91 U/L，肌酸激酶同工酶（CK-MB）26 U/L。

电解质、肾功能大致正常。

套氏系列、EB病毒抗体、巨细胞病毒抗体、柯萨奇病毒抗体、疱疹病毒抗体、特种蛋白均正常。

【初步诊断、诊断依据及鉴别诊断】

初步诊断：流行性腮腺炎、流行性腮腺炎脑膜炎？

诊断依据：患儿于冬季急性起病，未接种过"麻风腮"疫苗，发病前有流行性腮腺炎患者接触史。主要表现为发热、双侧耳前部位先后出现肿大，查体：右侧耳垂前部位肿大、压痛，考虑流行性腮腺炎可能性大，需进一步完善抗腮腺炎抗体IgM明确诊断。患儿病程中精神弱、乏力、纳差，有恶心、呕吐、头痛症状，颈抵抗可疑阳性，考虑不除外合并脑膜炎。

鉴别诊断：①化脓性腮腺炎：腮腺肿大多为单侧。局部皮肤发红、胀痛和压痛较明显，脓肿形成时腮腺由硬转软有波动感，可自腮腺管口挤出脓性分泌物，白细胞总数及中性粒细胞明显升高，全

笔记

身中毒症状重。②颈部及耳前淋巴结炎：局部淋巴结肿大，压痛明显，肿大不以耳垂为中心，伴有咽峡炎、耳部疮疖等。白细胞总数及中性粒细胞升高。③其他原因引起的腮腺肿大：如单纯性腮腺肿大多见于青春期男性，无症状。④其他病原引起的腮腺肿大：如肠道病毒、单纯疱疹病毒、巨细胞病毒等。临床上很难鉴别，需靠血清学检查或病毒分离进行鉴别。

【诊疗经过】

患儿入院后积极完善各项检查。

血常规：WBC 9.20×10^9/L，NE% 63.7%，LY% 31.40%，RBC 5.01×10^{12}/L，HGB 126.8 g/L，PLT 308.9×10^9/L。

CRP 3.0 mg/L，PCT ＜ 0.05 ng/mL。

血清淀粉酶 107.3 U/L，尿淀粉酶 388.00 U/L，血清脂肪酶 32 U/L（比色法）。

CMV IgM（－）、EBV IgM（－）、柯萨奇病毒抗体 IgM（－）、抗腮腺炎抗体 IgM（＋）。

凝血功能正常，肝、肾功能正常，心肌酶正常。

脑脊液（CSF）检查：外观无色透明，压力 275 mmH$_2$O。

脑脊液常规：总细胞 70 个 /μL，白细胞 1 个 /μL。

脑脊液生化：蛋白 18.8 mg/dL，葡萄糖 3.61 mmol/L，氯化物 128.1 mmol/L。

脑脊液涂片：未见细菌；脑脊液抗酸染色：阴性；脑脊液墨汁染色：阴性。

胸部 X 线片：未见明显异常。心电图：窦性心律、正常心电图。腹部超声：未见明显异常。

诊断"流行性腮腺炎、流行性腮腺炎脑膜炎"，予呼吸道隔离，给予甘露醇脱水降颅压，给予补液对症支持治疗。经上述治疗，患儿体温正常，头痛缓解，无恶心、呕吐，精神、食欲较前好转，腮腺肿大消退，病情好转出院。

【确定诊断】

流行性腮腺炎、流行性腮腺炎脑膜炎。

病例分析

本病例中患者为学龄期儿童，急性病程。未接种过"麻风腮"疫苗，发病前有流行性腮腺炎患者接触史。临床表现发热、双侧腮腺先后肿大，后乏力、纳差、头痛，恶心、呕吐。入院查脑脊液压力高，脑脊液白细胞计数、蛋白、葡萄糖及氯化物正常，符合病毒性脑膜炎的脑脊液特点，血抗腮腺炎抗体 IgM 阳性，明确诊断。诊断流行性腮腺炎合并脑膜炎明确。流行性腮腺炎常并发中枢神经系统损害，常在腮腺肿大高峰时出现，也可出现在腮腺肿大前或腮腺肿大消失以后，以脑膜炎为主，表现为发热、头痛、呕吐、脑膜刺激征，脑脊液改变表现为无菌性脑炎与其他病毒性脑膜炎类似，需要注意鉴别。腮腺炎性脑膜炎呈自限性，死亡及长期后遗症风险较低。但当病毒侵犯脑实质时，可发生病毒性脑炎，表现为高热、意识水平明显改变、癫痫发作和局部神经症状。脑电图检查可有异常，可能有神经系统后遗症如耳聋、视力障碍等甚至死亡，腮腺炎脑炎的死亡率约为 1.5%。

流行性腮腺炎易并发睾丸炎、胰腺炎、心肌炎等，需要进行早期识别。此患儿未出现睾丸肿大，无胸闷、心悸，无恶心、呕吐、腹痛等表现，心肌酶无升高，心电图正常，血、尿淀粉酶正常，脂肪酶正常，腹部超声未提示胰腺肿大，考虑未出现其他并发症。

流行性腮腺炎没有特异性抗病毒治疗药物，治疗主要以对症支持治疗为主。患儿入院后予呼吸道隔离，主要予对症治疗如甘露醇降颅压。疫苗接种是目前有效的控制措施，有证据表明，疫苗能有效限制病毒传播和减少并发症，最近有报道涉及年轻成人的疫情，可能与疫苗接种失败有关。也有文章表示对流行性腮腺炎早发现、早隔离、早治疗，也能有效减少病毒传播和并发症发生。

钱芳教授病例点评

本病例冬季发病，有明确流行病学史，双侧腮腺先后肿大，结合血中特异性抗腮腺炎抗体 IgM 阳性，为流行性腮腺炎典型病例。患儿病程中出现发热、头痛、恶心、呕吐，结合颈抵抗可疑阳性，脑脊液压力升高，可临床诊断脑膜炎。确诊需依据脑脊液特异抗腮腺炎病毒抗体、腮腺炎病毒核酸检测或病毒分离。流行性腮腺炎病毒在症状发生后 3 日内采集的脑脊液样本中最易分离出，但该技术耗时较长，可能需要数天才能确诊，临床实际应用价值不大。文献报道，脑膜炎见于 1% ～ 10% 的流行性腮腺炎感染病例，通常预后良好；而流行性腮腺炎并发脑炎的概率小于 1%，但可能导致死亡。腮腺炎脑膜炎的病理机制是由于腮腺炎病毒在早期直接侵入中枢神经系统导致原发性脑膜炎，或由于免疫介导的脱髓鞘现象，通常发生在腮腺炎急性发作后的数天至数周内。未进行免疫接种者发生腮腺炎脑膜炎的风险最高，如已接种疫苗者在相关流行病学暴露后出现相关症状也应考虑中枢神经系统受累可能，尽快完善腰椎穿刺及脑脊液检查。

流行性腮腺炎病毒没有特异性的抗病毒药物，治疗原则主要是对症和支持治疗。合并脑膜炎患者可应用糖皮质激素控制炎症反应，如地塞米松 5 ～ 10 mg/d，连续 3 ～ 5 天。必要时对症降颅压、止惊等。流行性腮腺炎性脑膜炎一般预后良好，大部分患者完全康复，小脑炎与小脑性共济失调通常呈自限性，脑积水很少报道。偶有重症患者因呼吸、循环衰竭致死。少数病例可发生永久性感音性耳聋。

【参考文献】

1. 李兰娟 . 传染病学 . 9 版 . 北京：人民卫生出版社，2018：89-92.

2. 丹尼斯·L卡斯珀，安东尼·S福西 . 哈里森感染病学 . 胡必杰，潘钰，高晓东，译 . 3 版 . 上海：上海科学技术出版社，2019：858-861.

3. GAILSON T，VOHRA V，SAINI A G，et al. Mumps infection with meningoencephalitis and cerebellitis. BMJ Case Rep，2021，14（11）：e247306.

（刘柯航　整理）

病例 7　手足口病

病历摘要

【基本信息及病史】

患者，男性，2 岁 5 个月，主因"发热 4 天、皮疹 1 天"于 5 月 12 日入院。

现病史：患者 4 天前无明显诱因出现发热，无畏寒、寒战，偶有恶心、呕吐，进食量减少。就诊于当地医院，考虑诊为疱疹性咽峡炎，予口服药物对症治疗，患儿仍反复发热，1 天前双手、双足开始出现散在皮疹，同时患儿出现易惊及肢体抖动，为进一步诊治就诊于我院。

流行病学史：患者发病时为 5 月中旬，属于手足口病流行月份。近期有类似患者接触史。

既往史：否认其他传染病病史，否认食物、药物过敏史，否认手术外伤史。

生长发育史：患儿出生情况良好、生长发育正常，语言、运动、智力发育均正常。

【体格检查】

体温 38.5 ℃，脉搏 130 次 / 分，呼吸 25 次 / 分，血压 115/60 mmHg。神志清楚，急性病容，查体欠合作，皮肤温度稍高，双手、双足散在分布暗红色丘疱疹。颈软无抵抗，双肺呼吸音清，未闻及干湿啰音及胸膜摩擦音。心律齐，腹软无压痛、反跳痛及肌紧张，双下肢无水肿。

【辅助检查】

血常规 WBC 10.02×10^9/L、NE% 71.94%、HGB 121 g/L、PLT 322×10^9/L。

C 反应蛋白 1.49 mg/L、降钙素原检测 < 0.05 ng/mL。

通用型肠道病毒核酸阳性,肠道病毒 71 型(EV71)核酸阳性,CA16 核酸阴性。

【初步诊断及诊断依据】

初步诊断:手足口病(hand, foot and mouth disease, HFMD)。

诊断依据:患儿 2 岁余,急性起病,表现为发热、皮疹,皮疹分布在双手足、为暗红色丘疹,根据皮疹特点,考虑手足口病。

【诊疗经过】

2 岁余幼儿,急性起病,表现为发热、皮疹,皮疹分布在双手足、为暗红色丘疹,根据皮疹特点,同时伴易惊、肢体抖动等脑炎表现,考虑手足口病(重症)。给予米力农改善循环,甲磺酸酚妥拉明控制血压,甲泼尼龙抗炎,丙种球蛋白调节免疫,同时营养心肌等对症支持治疗。

患者入院第 2 天出现嗜睡,仍间断有易惊。查体:体温 37.4 ℃,心率 132 次 / 分,呼吸 25 次 / 分,间断腹痛,未排便。查体腹部无明显压痛、反跳痛,叩诊鼓音,肠鸣音活跃。予甘油灌肠剂灌肠,予地衣芽孢杆菌调节肠道菌群。

患儿入院第 3 天呕吐多次,呼吸、心律正常,四肢末梢温度正常,无淤斑。查血电解质提示 K^+ 2.88 mmol/L。给予静脉补钾,监测电解质,密切观察患儿生命体征变化。

患儿入院第 5 天无易惊、肢体抖动等不适。查体:四肢温暖,无皮肤花斑,双肺呼吸音清,心律齐,腹软无压痛,双下肢无水肿。

患儿入院第 7 天神志清楚，精神好，手足皮疹消退，双肺呼吸音清，心律齐，腹软无压痛，双下肢无水肿。体温正常，一般情况好，考虑病情稳定准予出院。在院期间血常规变化见表 7-1，体温动态变化见图 7-1，患儿发病情况见图 7-2。

表 7-1 在院期间血常规变化

入院天数	WBC (×10⁹/L)	NE (×10⁹/L)	LY (×10⁹/L)	PLT (×10⁹/L)	LDH (U/L)	HBDH (U/L)	CK-MB (U/L)	GLU (mmol/L)
入院当天	10.02	7.21	2.14	322	266	226	28	7.72
入院第 2 天	5.87	2.39	2.95	262	364	455	31	6.24

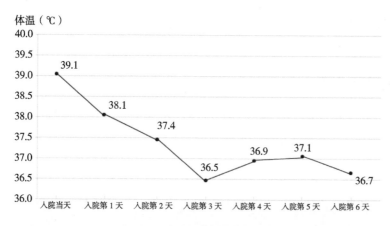

图 7-1 在院期间体温动态变化

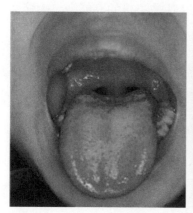
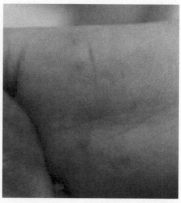

图 7-2 患儿发病情况

41

【确定诊断】

手足口病（重症）、脑炎。

病例分析

患儿 2 岁余，起病急，表现为发热、皮疹，皮疹分布在双手足、为暗红色丘疹，同时伴易惊、肢体抖动等脑炎表现，此季节为手足口病流行季节，同时该患儿为易感人群，辅助检查提示肠道病毒核酸阳性，故诊断为手足口病（重症）。予改善循环、控制血压、调节免疫等治疗后患者病情逐渐好转，对于这种重症患儿应警惕神经源性肺水肿的发生。

引起手足口病的主要病毒是小 RNA 病毒科、肠道病毒属的柯萨奇病毒（Coxsackie virus）A 组 4、5、7、9、10、16 型，B 组 2、5、13 型；埃可病毒（ECHO virus）和 EV71，其中以 EV71 和 Cox A16 型最为常见。EV71 对于中枢神经系统有极高的感染性，在手足口病中易引起重症，主要表现为脑炎、无菌性脑膜炎等。手足口病是全球性传染病，在中国每年大概 4—8 月是流行的高峰期，大多数病例发生在 10 岁以下，12～23 月龄儿童的发病率和死亡率最高。人是肠道病毒唯一宿主，患儿和隐性感染者为主要传染源。该病主要通过接触传播，传播方式包括粪便－口腔、口腔－口腔和呼吸液滴等。临床特征主要是短暂发热和皮疹，伴或不伴口腔溃疡。

手足口病在临床上分为 5 期。第一期，出疹期，表现为发热，手、足、口腔皮疹，典型的皮疹呈丘疹状，病程在 1 周左右。第二期，神经系统受累期，可出现精神差、嗜睡、头痛等症状，为手足口病的重型。第三期，心肺功能衰竭前期，多发生在病程的 5 天内，表现为呼吸增快，心率快，出汗多，血压升高，此期为手足口病的危重期。第四期，心肺功能衰竭期，在第三期的基础上可迅速出现呼吸困难，咳白色、粉红色、血性泡沫痰，血压下降，休克，死亡率高。第五期，恢复期，患儿各个系统开始恢复，但部分患儿会出现一些神经系统后遗症。在病程中，我们应当警惕的是神经源性肺水肿（neurogenicpulmonaryedema，NPE），NPE以急性呼吸衰竭和进行性低氧血症为特征，多发生在手足口病起病的2～4天，多在重症中枢神经系统和交感神经亢进发生后数分钟或数小时急剧出现，轻者表现为烦躁、气促等，严重者出现明显发绀、血氧下降并伴有大量泡沫痰，皮肤苍白湿冷，双肺可有充血性肺不张，发生呼吸衰竭，此时死亡率高达90%。

手足口病主要是以预防为主，包括避免接触受感染者，并适当地洗手、保持卫生和清洁受污染的表面等。2015年12月，国家食品药品监督管理局批准中国医学科学院医学生物学研究所自主研发的肠道病毒71型灭活疫苗（人二倍体细胞）生产注册申请。该疫苗的问世，对于有效降低我国儿童手足口病的发病率，尤其是减少该病的重症及死亡病例有重要意义。

田地教授病例点评

患儿于夏季急性起病，发病前有类似患者接触史，主要表现为发热，伴有手、足皮疹，EV71核酸检测阳性，诊断手足口病明确，该患儿病程中有高热、易惊、肢体抖动、嗜睡、恶心及呕吐症状，入院后查血压升高、血糖升高，外周血白细胞升高、心肌酶异常，考虑手足口病（重症），属于第三期心肺功能衰竭前期。第三期患儿血流动力学改变为高动力高阻力型，以使用扩血管药物为主。可使用米力农，以体重 10 kg 患儿为例，每支米力农为 5 mg（5 mL）加 0.9% 氯化钠 45 mL 配成 50 mL，前 10 分钟缓慢静脉注射 5 mL，此后以每小时 3 mL 持续泵入。高血压者应将血压控制在该年龄段严重高血压值以下（需注意儿童血压范围），可用酚妥拉明，可配伍米力农，其间密切监测血压等生命体征。有脑脊髓炎和持续高热等表现者以及危重病例可使用丙种球蛋白，剂量 1.0 g/（kg·d），连用 2 天，同时可选用甲泼尼龙 1～2 mg/（kg·d），或地塞米松 0.2～0.5 mg/（kg·d），一般疗程 3～5 天。神经源性肺水肿及循环衰竭是重症患儿的主要死因，该患儿符合重症标准，入院后应用米力农、酚妥拉明、激素及丙种球蛋白及时阻断了患儿从第三期发展至第四期，患儿好转出院。

【参考文献】

1. 卫生部 . 2008 年手足口病预防控制指南 . 中华实验和临床感染病杂志（电子版），2008（3）：210-213.

2. 卫生部手足口病临床专家组，李兴旺 . 肠道病毒 71 型（EV71）感染重症病例临床救治专家共识 . 中华儿科杂志，2011，36（9）：675-678.

3. COX B，LEVENT F. Hand，foot，and mouth disease. JAMA，2018，320（23）：2492.

4. SAGUIL A，KANE S F，LAUTERS R，et al. Hand-foot-and-mouth disease：rapid evidence review. Am Fam Physician，2019，100（7）：408-414.

5. XING W，LIAO Q，VIBOUD C，et al. Hand，foot，and mouth disease in China，2008-12：an epidemiological study. Lancet Infect Dis，2014，14（4）：308-318.

6. 陆国平 . 重症手足口病神经源性肺水肿的诊治 . 中国小儿急救医学，2011，18（1）：8-10.

笔记

（吴泓晓　整理）

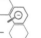
病例8 肾综合征出血热

病历摘要

【基本信息及病史】

患者，男性，50岁。主因"发热5天，腹泻、呕吐3天，少尿1天"于10月26日入院。

现病史：患者5天前无明显诱因出现反复发热，体温最高39℃，伴畏寒，自服退热药物效果不佳。3天前患者开始出现腹泻，7～8次/天，伴呕吐胃内容物，4～5次/天，遂就诊于当地医院，监测血压偏低，曾晕倒1次，1分钟后自行缓解，予抗感染、补液对症治疗。1天前患者突然出现少尿，家属发现其眼红明显，查血肌酐、尿素氮进行性升高，尿蛋白（+++），血常规提示白细胞升高、血小板降低，腹部超声提示双肾被膜下液性暗区，腹盆腔游离液，胆囊大，脾大。为进一步诊治收入我院。患者起病以来神志清楚，精神、睡眠不佳，食欲下降，大便少。

流行病学史：否认类似患者接触史，居住平房，居住区附近有老鼠。

既往史：既往健康状况良好。

个人史及家族史：吸烟史30余年，20～30支/天，偶饮酒。

【体格检查】

体温38℃，脉搏100次/分，呼吸20次/分，血压130/80 mmHg。神志清楚，急性病容，面部、颈部皮肤潮红，球结膜充血，咽部充血，颈软无抵抗，双肺呼吸音粗，未闻及干湿啰音及胸膜摩擦音。

心律齐，腹部平坦，无压痛及反跳痛，脾肋下 2 指可及，肝、胆囊未触及，肝、肾区叩痛阴性。移动性浊音可疑。肠鸣音亢进。四肢、关节未见异常，活动无受限，双下肢无水肿，四肢肌力、肌张力正常。

【辅助检查】

入院后检查。

血常规：白细胞 16.14×10^9/L，中性粒细胞百分比 43.58%，血红蛋白 169.8 g/L，血小板 17.2×10^9/L；异型淋巴细胞计数 18%。

尿常规：尿蛋白（+++），尿潜血（+++）。

血生化、肾功能：血肌酐 516.3 μmol/L，尿素氮 22.87 mmol/L，血钾 4.38 mmol/L，血钠 129.2 mmol/L。

腹部 B 超：双肾被膜下液性暗区，腹盆腔游离液，胆囊大，脾大。

【初步诊断及诊断依据】

初步诊断：肾综合征出血热（hemorrhagic fever with renal syndrome，HFRS）？

诊断依据：患者急性起病，居住区附近有老鼠，主要表现为发热、腹泻、呕吐。查体眼结膜充血。颜面、颈和上胸部皮肤充血，软腭部充血，伴有肾脏受损的表现：少尿、无尿，查尿蛋白（+++），血肌酐、尿素氮升高。近日曾出现低血压及一过性晕厥。化验回示白细胞总数升高、血小板明显减少、红细胞增多，首先考虑肾综合征出血热。

【诊疗经过】

入院后查肾综合征出血热 IgM 抗体阳性，结合患者症状体征、流行病学史及辅助检查结果，诊断流行性出血热明确，患者入院时发热，体温最高 39.2 ℃，予地塞米松抗炎后体温可逐渐降至正常，入院后 24 h 尿量为 80 mL，提示患者处于少尿期，同时伴有急性肾功能不全，肌酐明显升高，予积极透析等对症支持治疗；监测尿量、血常规及肾功能变化，见图 8-1、表 8-1、表 8-2。治疗 5 天后，患者血小板恢复正常，尿量逐渐增多，但肾功能仍差，继续透析治疗减轻毒素，同时适当补液，纠正电解质及酸碱平衡紊乱。

治疗 7 天后，患者 24 h 尿量为 3200 mL，考虑已进入多尿期，监测患者肾功能逐渐好转，但电解质平衡紊乱较为明显，密切监测电解质水平并及时对症治疗，同时间断透析治疗。治疗 26 天后，患者 AST、ALT 明显升高，考虑病毒感染所致肝损害可能性大，检查嗜肝病毒病原学指标均阴性，EBV 及 CMV IgM 均阴性，予加强营养、间断透析、保肝等治疗后肝功能逐渐好转。治疗 78 天后患者肾功能仍未恢复正常，肝功能明显好转，无其他不适症状，转外院肾内科进一步治疗。

尿量（mL）

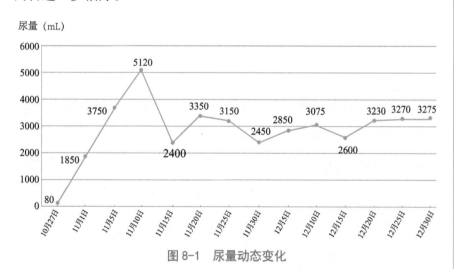

图 8-1 尿量动态变化

表 8-1 血肌酐及血尿素氮动态变化

项目	10月27日	11月1日	11月5日	11月10日	11月15日	11月20日	11月30日	12月10日	12月25日	12月30日
Cr（μmol/L）	516.3	1041.5	1154.6	944.1	628.6	612.2	545.0	558.0	480.0	492.0
BUN（mmol/L）	22.87	29.70	32.91	30.09	20.17	15.06	37.97	33.96	15.76	14.76

笔记

表 8-2　血常规及 C 反应蛋白动态变化

项目	10 月 27 日	10 月 28 日	10 月 29 日	11 月 1 日	11 月 18 日	12 月 1 日	12 月 15 日
WBC（×10⁹/L）	16.14	18.21	12.60	12.80	5.02	4.10	3.50
NE%（%）	43.85	53.00	58.76	60.94	48.87	43.50	28.16
HGB（g/L）	169.8	137.0	118.2	120.0	123.2	110.3	104.9
PLT（×10⁹/L）	17.2	59.0	66.8	233.8	171.3	305.4	159.9
CRP（mg/L）	36	83	48	31	53	8	6

【确定诊断】

肾综合征出血热（重型）、急性肾衰竭、肝功能损伤、高钾血症、低氯低钠血症。

病例分析

本患者发病时间为 10 月末，且居住地附近有老鼠活动，流行病学史明确，有发热、腹泻、少尿等临床表现，查体为典型的"三红"症状，即颜面、颈和上胸部皮肤充血，伴有少尿，多数患者还可伴有头痛、腰痛、眼眶痛等"三痛"症状，结合其辅助检查，尿蛋白（+++），Cr、BUN 升高，白细胞总数升高，血小板明显减少，红细胞和血红蛋白明显升高，腹部超声提示双肾增大，出血热 IgM 抗体阳性，可确诊为肾综合征出血热。

肾综合征出血热是由汉坦病毒（Hantavirus）引起的以鼠类啮齿动物为主要传染源的自然疫源性疾病。主要传播方式为被鼠咬伤、破损伤口接触带病毒的鼠类排泄物或血液；携带病毒的排泄物，如尿、粪、唾液等污染尘埃后形成气溶胶，可通过呼吸道而感染人体；进食被携带病毒的鼠类排泄物所污染的食物感染。有春季和秋冬季两个发病高峰。患者以青壮年为主，男女比例约为3：1，在田间劳作及野外活动的人群易感。汉坦病毒具有泛嗜性，进入人体后，在血管内皮细胞、骨髓、肝、脾、肺、肾和淋巴结等组织中增殖，并释放入血引起病毒血症，进而引发严重的全身炎症反应性疾病。

HFRS的典型病程分为5期，包括发热期（病程第2～3天）、低血压休克期（病程第3～7天）、少尿期（病程第5～8天）、多尿期（病程第9～14天）和恢复期（病程第3～4周）。病情重者前3期可叠加，轻型病例可缺少低血压休克期或少尿期。本患者入院时有发热、少尿等症状，还曾有低血压及一过性晕厥，重合了发热期、低血压休克期和少尿期，此时期可能出现高血容量综合征、严重氮质血症、代谢性酸中毒及电解质紊乱，严重者甚至会出现嗜睡、烦躁、谵妄，甚至抽搐、昏迷等表现，预后较差，应积极纠正，必要时可行血液净化治疗。本患者经血液透析等对症治疗后病情好转，尿量逐渐增多，进入多尿期，但大量排尿患者可能会发生脱水、低血钠、低血氯等水电解质平衡紊乱，应注意监测患者电解质变化并及时对症治疗。

汉坦病毒感染尚无特效抗病毒药物，治疗原则以液体疗法和对症支持治疗为主。液体疗法是治疗HFRS的基础，补液种类、补液量及疗程应依据病程和病情变化进行调整。肾衰竭及严重内环境紊乱患者应及时进行血液透析治疗，通常使用间歇性血液透析（intermittent hemodialysis，IHD）。

田地教授病例点评

本病与鼠的活动、密度及与人的接触机会有关，野鼠型多于10月至次年2月发病。该病为病毒感染引起，但血常规表现为白细胞明显升高，可达（15～30）×10^9/L。早期中性粒细胞增多，此后淋巴细胞逐渐增多，并出现异型淋巴细胞。由于血浆外渗、血液浓缩，从发热后期开始血红蛋白可升高，血小板从病程第2天开始减少。患者于秋冬季急性起病，居住地有老鼠，临床表现典型，结合实验室检查及病原学检测，诊断肾综合征出血热明确。该患者存在高热、中毒症状重，出现急性肾衰竭、肝功能损害、电解质紊乱，考虑为重型。出血热的典型病程分为5期：发热期、低血压休克期、少尿期、多尿期和恢复期，非典型和轻型病例可出现越期现象，而重症患者可出现前3期之间的重叠。本病例属于重症患者，入院后予以地塞米松改善中毒症状，患者入院后少尿、肾功能损害持续加重、电解质紊乱，符合透析指征，积极予以血液透析以及连续静脉血液透析滤过（CVVHDF）治疗，同时对症支持、维持水电解质平衡治疗。肝损害为并发症之一，该患者病程中出现明显的肝损害，予以保肝治疗后好转。经积极治疗后该患者症状缓解、尿量逐渐恢复正常，精神、食欲恢复，患者进入恢复期，但肾脏损害严重，转肾内科进行后续治疗。重症患者休克、心衰、肺水肿、大出血、高血容量综合征和严重感染等都是导致死亡的主要原因。尽早治疗以及针对不同时期特点治疗是关键。

【参考文献】

1. 肾综合征出血热防治专家共识 . 中国实用内科杂志，2021，10（41）：845-854.

2. NOACK D，GOEIJENBIER M，REUSKEN C B E M，et al. Orthohantavirus pathogenesis and cell tropism. Front Cell Infect Microbiol，2020，10：399.

3. JIANG H，ZHENG X，WANG L，et al.Hantavirus infection：a global zoonotic challenge.Virologica Sinica，2017，32（1）：32-43.

4. SUN L，ZOU L X. Spatiotemporal analysis and forecasting model of hemorrhagic fever with renal syndrome in China's mainland. Epidemiology and Infection，2018，146（13）：1680-1688.

5. EKATERINA G. Cytokine storm combined with humoral immune response defect in fatal hemorrhagic fever with renal syndrome case，Tatarstan，Russia. Viruses，2019，11（7）：601.

（赵喆　整理）

病例 9 流行性乙型脑炎

病历摘要

【基本信息及病史】

患者，男性，47岁。主因"乏力纳差5天，发热3天，意识障碍1天"于9月12日入院。

现病史：患者5天前出现头晕、乏力，伴纳差、间断恶心，无呕吐。3天前开始出现发热，体温最高39.6 ℃，无畏寒、寒战，无咳嗽、咳痰，无胸闷、胸痛，无腹痛、腹泻。自服退热药物。1天前再次出现发热、寒战，伴有意识不清、谵语，于外院就诊查血常规提示 WBC 6.03×10^9/L、HGB 164 g/L、PLT 95×10^9/L；肝功能：ALT 170.2 U/L、AST 465.8 U/L、GGT 1509.4 U/L，肾功能、电解质基本正常；头颅平扫：左侧额颞叶密度可疑略减低。今晨患者开始出现周身抖动、抽搐、口吐白沫，予镇静及退热治疗后缓解。为进一步诊治收入我科。

流行病学史：患者于夏季急性起病、居住地有乙型脑炎流行，曾被蚊子叮咬。疫苗接种史不祥。

既往史：30余年前因摔伤，左侧股骨骨折，进行手术治疗。否认高血压、冠心病、糖尿病病史，否认其他传染病病史，否认食物、药物过敏史。

个人史：否认传染病，否认3个月内动物咬伤史。否认吸烟史，饮酒20余年，近3年，每日约饮6两白酒。

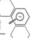

【体格检查】

体温 39.8 ℃，脉搏 101 次 / 分，呼吸 24 次 / 分，血压 171/119 mmHg。急性病容，皮肤温度高。颈软无抵抗，四肢关节未见异常，活动无受限。双侧 Babinski 征阴性，Kernig 征阴性，Brudzinski 征阴性。

【辅助检查】

血常规：WBC 6.35×10^9/L、NE% 81.14%、LY% 12.12%、PLT 95×10^9/L。

肝功能、心肌酶谱：ALT 141.8 U/L、AST 344.1 U/L、TBIL 28.2 μmol/L、DBIL 15.2 μmol/L、GGT 1217 U/L；CK 及 CK-MB 正常，LDH 383.9 U/L、HBDH 280 U/L。

CRP 0.6 mg/L、PCT 0.43 ng/mL、ESR 18 mm/h。

【初步诊断】

发热、意识不清待查，肝功能异常待查。

【诊疗经过】

患者急性起病，表现为发热、意识不清、抽搐。腰椎穿刺：脑脊液压力 110 mmH$_2$O，无色透明，总细胞数 327 个 /μL，白细胞数 127 个 /μL，单核细胞 45%，多核细胞 55%，蛋白 0.47 g/L，葡萄糖和氯化物正常；脑脊液潘氏试验阳性；脑脊液抗酸染色、墨汁染色阴性。γ 干扰素释放试验 A、B 正常；HBsAg 阴性、HCV-Ab 阴性、梅毒特异性抗体阴性、HIV-Ab 阴性；布鲁杆菌虎红平板凝集试验阴性；自身抗体阴性；T 细胞亚群：T 淋巴细胞 809 个 /μL，CD4$^+$T 淋巴细胞 227 个 /μL；心电图正常；超声心动图示心脏正常；腹部超声：脂肪肝（轻 – 中度）、脾大。头颅平扫示鞍内垂体区见结节状高密度影。疾控中心回报：流行性乙型脑炎抗体 IgM 阳性，诊断流行性乙型脑炎。患者长期大量饮酒，查肝功能异常，其中 AST/ALT 大于 2，

GGT 升高明显，超声提示脂肪肝，考虑酒精性脂肪肝，予阿昔洛韦抗病毒，同时保肝治疗。患者高热，四肢不自主抽动，予退热治疗。患者偶有谵妄、躁动，肢体抖动明显，予地西泮镇静，予奥拉西坦营养颅神经。入院第 7 天，患者体温下降，症状改善，在治疗患者的过程中，运用中医辨证治疗，考虑患者温热疫毒为害，毒滞气闭，心火炽盛，给予清热解毒、益气养阴、开窍宣通之法治疗。处方：石膏 20 g、黄连 6 g、莲子心 10 g、石菖蒲 10 g、黄芩 10 g、射干 10 g、党参 15 g、麦冬 10 g、生地 10 g、山药 15 g、玄参 10 g、北沙参 10 g。入院第 17 天，患者体温正常，见图 9-1，神志清楚，未诉头痛，食欲可，未诉其他不适。查体：神志清楚，心肺腹查体未见明显异常，四肢活动可，四肢抖动基本缓解。复查血常规：WBC 5.20×10^9/L、PLT 208×10^9/L，肝功能：ALT 41 U/L、AST 46 U/L、GGT 346 U/L，见表 9-1，电解质、肾功能正常，患者恢复良好，好转出院。

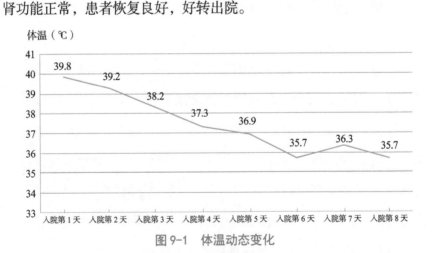

图 9-1 体温动态变化

表 9-1 肝功能动态变化

入院天数	ALT（U/L）	AST（U/L）	TBIL（μmol/L）	DBIL（μmol/L）	GGT（U/L）
入院第 1 天	115.5	276.3	28.2	15.2	1217
入院第 5 天	138.0	169.0	25.4	13.8	814
入院第 10 天	86.0	79.0	11.7	6.5	499
入院第 15 天	41.0	46.0	11.6	6.0	346

【确定诊断及诊断依据】

流行性乙型脑炎、酒精性脂肪肝。

诊断依据：患者中年男性，急性病程。在夏秋季发病，近期居住地有乙型脑炎流行，曾被蚊子叮咬。患者有高热、呕吐、意识障碍、抽搐等临床表现。头颅 CT 平扫提示左侧额颞叶密度减低可疑。患者脑脊液白细胞、蛋白增高，葡萄糖和氯化物正常，流行性乙型脑炎抗体 IgM 阳性，诊断为流行性乙型脑炎。患者肝功能提示转氨酶异常及 GGT 明显升高，腹部超声提示脂肪肝，患者有长期大量饮酒史，考虑酒精性脂肪肝。

病例分析

患者为中年男性，在夏秋季发病，近期居住地有乙型脑炎流行，曾有蚊虫叮咬史。患者急性起病，有高热、呕吐、意识障碍、抽搐等临床表现。患者血常规中性粒细胞百分比增高，在 80% 以上；脑脊液白细胞、蛋白增高，葡萄糖和氯化物正常，疾控中心流行性乙型脑炎抗体 IgM 阳性，诊断为流行性乙型脑炎。应与以下疾病鉴别：①破伤风：潜伏期短，6～14 天，常有外伤史，常见牙关紧闭，苦笑面容。全身肌肉可呈持续性痉挛，可有角弓反张。无高度兴奋及恐水现象，积极治疗多可痊愈。②病毒性脑膜炎：可有发热、头痛、呕吐、神志改变，脑膜刺激征阳性，脑脊液异常有助于鉴别。③疫苗接种后脑炎或多发性神经炎：接种后偶可出现发热、肢端麻木、运动失调及瘫痪等，经停止接种，用肾上腺皮质激素后多可恢复。④中毒性菌痢：后者起病较乙型脑炎更急，常于发病 24 小时内出现高热、抽搐、昏迷和感染性休克，一般无脑膜刺激征，脑脊液多正常。做肛拭子或生理盐水灌肠镜检粪便，可见大量脓、白细胞。

⑤化脓性脑膜炎：化脓性脑膜炎的中枢神经系统表现与乙型脑炎相似，但多以脑膜炎表现为主，脑实质病变表现不突出，脑脊液呈细菌性脑膜炎改变，涂片和培养可找到细菌。其中流行性脑炎多见于冬春季，大多有皮肤、黏膜淤点，其他细菌所致者多有原发病灶。

⑥结核性脑膜炎：结核性脑膜炎无季节性，常有结核病史，起病较缓，病程长，脑膜刺激征较明显，而脑实质病变表现较轻。脑脊液蛋白明显增高，氯化物明显下降，葡萄糖降低，其薄膜涂片或培养可检出结核杆菌。必要时可行胸部 X 线片和眼底检查以发现结核病灶。

流行性乙型脑炎经蚊子叮咬传播，潜伏期为 10～15 天，当病毒进入了中枢神经系统，患者会出现脑组织功能异常，例如发热、恶心、呕吐、癫痫、肢体功能异常等症状。最常见的临床表现为发热（100%）、脑膜刺激征阳性（83.8%）、意识障碍（78.4%）、头痛（70.3%）及精神症状。当人感染乙型脑炎病毒时，病毒先在毛细血管壁内皮细胞及局部淋巴结等处的细胞中增殖，随后有少量病毒进入血液造成短暂的第一次病毒血症，此时病毒随血液循环散布到肝、脾等处继续增殖，一般不出现明显的症状或只发生轻微的前驱症状。经 4～7 天潜伏期后，在体内增殖的大量病毒再侵入血液造成第二次病毒血症，引起发热、寒战及全身不适等症状，数日后可自愈。但少数患者体内的病毒可通过血－脑屏障进入脑组织内增殖，引起脑炎，若累及脑膜则引起脑膜炎。大多数人感染乙型脑炎病毒后为隐性感染，仅少数发生脑炎，这与病毒的毒力、侵入机体内的病毒数量及被感染者的免疫力有关。

在乙型脑炎的治疗中需要关注患者高热、抽搐以及呼吸情况。

发热以物理降温为主，可用小剂量退热药物；抽搐应先明确病因，再采取措施，同时也可适当使用一些镇静剂和止痉剂。呼吸衰竭者应保持呼吸道通畅，必要时行气管切开。对昏迷患者可采取经口或鼻腔吸痰及呼吸道分泌物，伴有支气管痉挛者，可用 0.25% ～ 0.50% 异丙肾上腺素雾化吸入。此外，在疾病早期可酌情应用广谱抗病毒药物疗法，进行对症治疗。

田地教授病例点评

乙型脑炎的流行与蚊子繁殖、气温和雨量等因素有关，多于每年 7—9 月发生。本患者发病于 9 月，当地有乙型脑炎流行，患者发病前被蚊子叮咬，主要表现为发热（体温为 39 ～ 40 ℃）、抽搐、意识不清、头晕、呕吐，查体脑膜刺激征阴性，脑脊液压力正常，脑脊液化验结果为病毒性感染表现，首先考虑为病毒性脑炎，进一步结合影像学及病原学结果，诊断流行性乙型脑炎。该患者在临床分型中为普通型，入院时患者处于病程极期，高热、抽搐和呼吸衰竭是乙型脑炎极期的严重表现，入院后针对患者高热、抽搐等症状予以积极对症和支持治疗，疾病早期给予阿昔洛韦抗病毒治疗，同时及时补液、维持水电解质平衡、加强护理、保护神经系统，患者体温逐渐下降、症状缓解，进入恢复期。本例患者出现肝功能异常，查嗜肝病毒病原学均阴性，结合患者有长期大量饮酒史，肝功能提示 AST/ALT 大于 2、GGT 升高明显，超声提示轻 - 中度脂肪肝，诊断酒精性脂肪肝成立，予以保肝治疗后好转，嘱患者戒酒，定期随访。

【参考文献】

1. 但美伶，张英杰，刘璇，等 . 成人流行性乙型脑炎临床特征的回顾性分析 . 临床神经病学杂志，2021，34（5）：343-347.

2. 刘楠，高永利，谢紫阳，等 . 我国流行性乙型脑炎临床流行病学研究现状 . 西北国防医学杂志，2019，40（6）：362-370.

3. 杨绍基，任红，李兰娟 . 传染病学 . 8 版 . 北京：人民卫生出版社，2013.

4. FANG Y, LI X S, ZHANG W, et al. Molecular epidemiology of mosquito-borne viruses at the China-Myanmar border: discovery of a potential epidemic focus of Japanese encephalitis. Infect Dis Poverty, 2021, 10（1）：57.

5. ASHRAF U, DING Z, DENG S, et al. Pathogenicity and virulence of Japanese encephalitis virus: neuroinflammation and neuronal cell damage. Virulence, 2021, 12（1）：968-980.

（牛文静　整理）

病例 10　登革热

📋 病历摘要

【基本信息及病史】

患者，男性，41 岁。主因"发热头痛 5 天，皮疹 1 天"入院。

现病史：患者 5 天前无明显诱因出现发热，最高体温 39 ℃，伴有头痛，无意识障碍，无呕吐，在当地自服退热药物治疗。1 天前开始出现双上肢皮疹，无瘙痒，至我院急诊检查 WBC 1.9×10^9/L，HGB 141 g/L，PLT 64×10^9/L，ALT 107 U/L，AST 131 U/L，TBIL 19.1 μmol/L，无呕血黑便，无皮肤黏膜出血倾向，为进一步诊治入院。患者自发病以来，神志清楚，精神弱，饮食差，睡眠差，大小便正常。

流行病学史：患者长期往来于印度尼西亚、马来西亚、越南等东南亚国家工作，3 个月前在印度尼西亚工作，1 天前回国，当地登革热流行。

既往史：平素健康状况良好，否认高血压、冠心病、糖尿病病史，否认其他传染病病史，否认食物、药物过敏史，否认手术外伤史，否认输血史。

个人史：职员，无冶游史，否认吸烟史，否认饮酒史，已婚，爱人及子女体健。

【体格检查】

体温 37.9 ℃，脉搏 66 次 / 分，呼吸 20 次 / 分，血压 117/68 mmHg。神清，精神不振。急性病容，双上肢及躯干部斑疹，部分压之可褪色，不脱屑，无色素沉着，皮肤温度正常，皮肤弹性正常。心肺腹及神经系统查体未见异常。

【辅助检查】

血常规：WBC 1.9×10^9/L，NE 0.85×10^9/L，HGB 153.1 g/L，PLT 64×10^9/L。

肝功能：ALT 107 U/L，AST 131 U/L，TBIL 19.1 μmol/L，DBIL 10.8 μmol/L，ALB 37 g/L，GLO 23.4 g/L，GGT 209.2 U/L，ALP 145.6 U/L。

电解质、肾功能：K^+ 3.55 mmol/L，Na^+ 134.2 mmol/L，BUN 2.36 mmol/L，CREA 76.6 μmol/L，GLU 6.56 mmol/L。

心肌酶：CK 135.3 mmol/L，CK-MB 20.5 mmol/L，α-HBDH 1145 mmol/L。凝血功能：PT 10.90 s，PTA 109.00%，APTT 20.70 s。

炎症指标：CRP 12.1 mg/L，PCT 0.55 ng/mL。

特种蛋白：IgG 9.25 g/L，IgM 3.08 g/L，IgA 1.71 g/L，C3 0.68 g/L，C4 0.12 g/L。

尿便常规正常。

乙肝五项、丙肝病毒抗体、ENA 谱、BNP、自身免疫性肝病、甲状腺功能、抗中性粒细胞胞浆抗体谱均未见异常。

登革热抗体阳性，登革热 NS1 抗原阳性。

腹部超声：脾大、副脾。

超声心动图：静息状态下心脏结构及血流未见明显异常。

【初步诊断】

发热皮疹待查、登革热可能性大、粒细胞减少、血小板减少、肝功能损害。

【诊疗经过】

入院后患者发热最高体温38.5℃，皮疹增多伴有轻度瘙痒，根据患者临床表现、流行病学史及化验结果，考虑登革热可能性大，不完全除外药疹，给予补液对症，静脉滴注维生素C、注射用还原型谷胱甘肽治疗，完善风疹、麻疹、登革热等抗体检查明确诊断，监测病情变化，必要时完善骨髓穿刺。

患者入院后第3天体温正常，监测血常规白细胞、血小板好转，登革热抗体及外送NS1抗原阳性，诊断"登革热"明确。经上述治疗后，患者体温逐渐恢复正常，精神、食欲好转，周身皮疹消退，肝功能好转，血常规正常，见表10-1，病情好转出院。

表10-1 化验结果

入院天数	WBC（×10⁹/L）	NE（×10⁹/L）	HGB（g/L）	PLT（×10⁹/L）	ALT（U/L）	AST（U/L）	CRP（mg/L）
入院当天	1.90	0.85	153	64	107	131	12.1
入院第1天	1.75	0.82	155	50	-	-	2.5
入院第4天	4.55	1.54	144	81	86	82	0.4
入院第7天	4.62	1.92	141	194	96	62	0

【确定诊断】

登革热、肝功能损害。

病例分析

该病例为青年男性，急性起病，以发热、皮疹、肝功能损害为主要表现，检查白细胞、血小板减少，考虑发热皮疹待查。结合患者有登革热流行区域旅居病史，首先考虑登革热可能性大，肝损害及白细胞、血小板减少为登革热导致；其次患者发热后有服用解热镇痛药史并在此后出现皮疹，考虑病毒感染合并药疹不除外；再次考虑出疹性的病毒感染，如风疹、麻疹、寨卡病毒感染、肠道病毒感染等，其肝损害及白细胞、血小板减少警惕噬血细胞综合征；最后警惕结缔组织疾病，如系统性红斑狼疮等。根据以上思路完善检查确诊登革热。

患者为青年，无基础疾病，既往未感染过登革热，不是登革热重症的高危人群，根据患者症状、体征及实验室检查结果判断为普通型登革热，给予对症支持治疗。登革热为自限性疾病，通常预后良好，病死率约为 0.08%，目前尚无特效抗病毒治疗药物和疫苗，临床以对症支持治疗为主。登革热的治疗原则是早发现、早诊断、早防蚊隔离、早治疗，警惕登革出血热及登革休克综合征，合理综合治疗是该病救治成功的关键。该病例的诊治难点为对登革热的早期诊断及对登革出血热、登革休克综合征的早期识别，并及时给予相关治疗。具体诊疗思路可参考图 10-1。登革出血热及登革休克综合征的病死率相对较高，可达 10% ~ 40%，若对出血和休克处理得当，病死率可降至 5% ~ 10%。

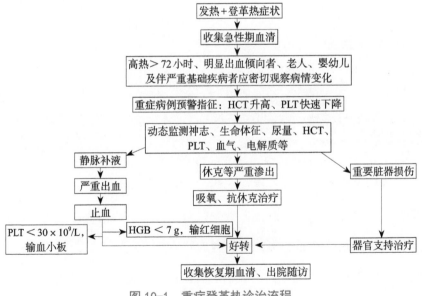

图 10-1　重症登革热诊治流程

王爱彬教授病例点评

登革热是一种主要由登革热病毒感染引起的虫媒介传染病，是全球最常见的虫媒介传染性疾病之一，在我国以南方沿海城市多见并向内地逐渐蔓延。自 1978 年至 2019 年，我国累计确诊 70 余万例，其中死亡患者 622 例，病死率为 0.08%。该病为自限性疾病，无特异的抗病毒药物，重症患者可出现休克、出血及多脏器损害。二次感染登革热病毒、合并基础疾病、高龄、肥胖等为重症登革热危险因素，此类人群应给予重视。治疗中应对患者的出血倾向、神智改变、肝肾功能及血小板变化密切监测，早期发现重症患者。

"发热皮疹待查"是感染科常见疾病，熟悉掌握出疹性感染病的皮疹特点、发热出疹顺序有助于早期确诊；此外，感染科医生也应注意对结缔组织疾病诊治知识的日常积累。

【参考文献】

1. WU T，WU Z，LI Y P. Dengue fever and dengue virus in the People's Republic of China. Rev Med Virol，2022，32（1）：e2245.

2. WILDER-SMITH A，OOI E E，HORSTICK O，et al. Dengue. The Lancet，2019，393（10169）：350-363.

3. WANG W H. Dengue hemorrhagic fevere a systemic literature review of current perspectives on pathogenesis，prevention and control. Microbiol Immunol Infect，2020，53（6）：963-978.

4. HALSTEAD S B. Is dengue vaccine protection possible? Clin Infect Dis，2022，74（1）：156-160.

5. SRIKIATKHACHORN A，ROTHMAN A L，GIBBONS R V，et al. Dengue how best to classify it. Clin Infect Dis，2011，53（6）：563-567.

（刘自帅　整理）

病例 11　传染性单核细胞增多症

病历摘要

【基本信息及病史】

患者，女性，18 岁，主因"发热 1 周，咽痛 2 天"入院。

现病史：1 周前无明显诱因出现发热，体温为 37.6 ℃，无畏寒、寒战等不适，就诊于当地医院。查血常规提示 WBC 5.18×10^9/L、NE% 60%、LY% 26.3%、MO% 12.7%、HGB 141 g/L、PLT 187×10^9/L，查甲型流感及乙型流感病毒抗原阴性，间断服用退热药物，患者仍反复发热，最高 39.7 ℃。2 天前出现咽痛，伴恶心、呕吐，呕吐物为胃内容物，共 7～8 次，伴有干咳，复查血常规提示 WBC 10.8×10^9/L、NE% 40.1%、LY% 51.4%，生化提示 ALT 345 U/L、AST 404 U/L、ALP 157 U/L、LDH 985 U/L、GGT 170 U/L，胸部 X 线片提示左下肺少许炎症可能，考虑病毒感染、肝损害，予以谷胱甘肽、复方甘草酸苷保肝，甲氧氯普胺止吐治疗，为求进一步诊治就诊于我院。患者自患病以来，精神体力可，饮食差，睡眠可，近 2 日尿少，大便稀，近一周体重减轻约 2.5 kg。

流行病学史：无类似患者接触史，按常规接种程序接种疫苗，无疫区生活史，居住地卫生条件好，无不洁饮食史，无输血史。

既往史：5 岁曾患"脑膜炎"，7 岁患水痘，否认高血压、冠心病、糖尿病病史，否认食物、药物过敏史，否认手术外伤史。

个人史：否认吸烟史，否认饮酒史，未婚，无子女。14 岁初潮，周期为 35 天，每次持续 5～7 天，经量正常，轻度痛经，末次月经

笔记

为入院前 1 天。

【体格检查】

体温 38 ℃，脉搏 89 次 / 分，呼吸 20 次 / 分，血压 98/64 mmHg。神志清楚，查体咽部充血、双侧扁桃体Ⅱ度肿大，颈部及锁骨上可触及肿大淋巴结。双肺呼吸音清，未闻及干湿啰音及胸膜摩擦音。心律齐，各瓣膜听诊区未闻及病理性杂音，腹部平坦，无压痛及反跳痛，肝、脾、胆囊未触及，移动性浊音阴性。四肢、关节未见异常，活动无受限，双下肢无水肿。

【辅助检查】

血常规：WBC 11.07×10^9/L、NE% 28.02%、LY% 69.21%、HGB 155.00 g/L、PLT 104.00×10^9/L，异型淋巴细胞计数 20%。

肝、肾功能：ALT 392.5 U/L、AST 334.6 U/L、GGT 119.4 U/L、UREA 6.49 mmol/L，CREA 54.40 μmol/L。

CRP 18.00 mg/L、ESR 正常、PCT 正常。

胸部 X 线片：右侧少量胸腔积液。

心脏彩超：未见异常。

【初步诊断及诊断依据】

初步诊断：病毒感染、传染性单核细胞增多症可能性大、肝损害。

诊断依据：①病毒感染：患者为青年女性、急性起病，主要表现为发热、咽痛，查体咽部充血、双侧扁桃体肿大、颈部淋巴结肿大，血常规提示淋巴细胞百分比升高，异型淋巴细胞增多至 20%，首先考虑 EB 病毒感染、传染性单核细胞增多症可能性大，需除外 CMV 感染及其他病毒感染；②化验提示肝酶异常，考虑肝损害。

【诊疗经过】

入院后患者仍发热，诉咽痛，伴乏力、纳差，查抗 EB 病毒抗体 IgM 阳性，EB 病毒核酸定量 5.61×10^4 copies/mL。腹部超声：脾大（肋间厚 35 mm，长 123 mm）。查 CMV IgM 阴性、CMV DNA $< 5.0 \times 10^2$ copies/mL；嗜肝病毒病原学均阴性。诊断传染性单核细胞增多症、肝损害。治疗上，予对症退热治疗；予更昔洛韦抗病毒；患者转氨酶增高、肝功能受损，予复方甘草酸苷等保肝治疗；患者血钾低，予口服补钾治疗。患者体温恢复正常，咽痛缓解，无恶心、呕吐，精神、食欲好转，监测血常规淋巴细胞百分比下降，异型淋巴细胞计数降至 3%，肝功能逐渐恢复，EBV DNA $< 4.0 \times 10^2$ copies/mL，见表 11-1，考虑病情好转出院。患者血常规动态变化见图 11-1，肝功能动态变化见图 11-2。

表 11-1　EBV DNA 及异型淋巴细胞计数变化

项目	入院当天	入院第 6 天	入院第 9 天
EBV DNA（copies/mL）	5.61×10^4	3.96×10^2	$< 4.0 \times 10^2$
异型淋巴细胞计数（%）	20	8	3

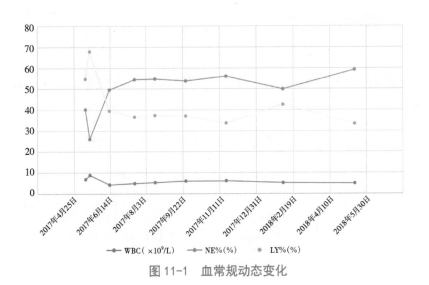

图 11-1　血常规动态变化

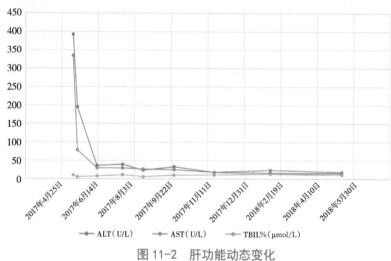

图 11-2　肝功能动态变化

【确定诊断】

传染性单核细胞增多症、肝损害。

【随访】

患者出院后未再发热，无特殊不适，定期复查血常规及肝功能均正常，见图 11-1、图 11-2。

病例分析

　　患者为青年女性，急性起病，病程短，以发热、咽痛为主要表现，查体咽部充血，扁桃体肿大，颈部及锁骨上可触及肿大淋巴结，辅助检查提示外周血淋巴细胞增多，可见异型淋巴细胞，血清抗EBV IgM 阳性、EBV DNA 阳性，综上考虑传染性单核细胞增多症。

　　传染性单核细胞增多症，是由 EB 病毒感染引起的，EB 病毒是疱疹病毒家族的一员，是感染人类最常见的病毒之一。EB 病毒通过体液传播，最常见的途径是通过唾液传播，故此病有时被称为"接吻病"。该病多为自限性，主要侵犯单核－巨噬细胞系统。此病发病机制比较复杂，而且与机体免疫系统有着密切的关系。传染性单核细胞增多症患者在感染 EB 病毒之后，会以患者 B 淋巴细胞为主要潜伏感染场所和靶细胞，利用裂解性感染与潜伏性感染转换实现对宿主终身潜伏感染。常见的临床表现有疲劳、发热、咽喉痛、淋巴结肿大（尤其是颈部淋巴结）、身体疼痛、食欲不振等。对于以淋巴结肿大、脾大为主要表现的患者要注意与白血病、霍奇金淋巴瘤等疾病鉴别，避免延误病情。

传染性单核细胞增多症的治疗主要是对症治疗，包括保证充足的休息，应用止痛药、解热药等。注意不应强制卧床休息，但患者仍应在症状出现后至少 4 周内停止运动。目前该病的抗病毒治疗问题尚存在争议，临床上没有成人传染性单核细胞增多症治疗的指南，仅有关于儿童 EB 病毒感染相关疾病的专家共识建议使用更昔洛韦抗病毒治疗。由于 EBV 在人群中感染非常普遍，约 90% 以上的成人血清 EBV 抗体阳性，并且在急性期之后常潜伏到个体中并持续终身。除了 EBV 感染所致的传染性单核细胞增多症外，EBV 尚可导致慢性活动性 EBV 感染和 EBV 相关嗜血细胞性淋巴组织细胞增生症等疾病，同时 EBV 一定程度上与肿瘤的发生相关，因此笔者认为对于 EBV 感染者应当进行抗病毒治疗。

田地教授病例点评

传染性单核细胞增多症是主要由 EB 病毒原发感染所致的急性疾病，经口传播为主要传播途径（又称"接吻病"），易感人群为儿童、青少年、年轻成人，典型症状为发热、咽峡炎、淋巴结肿大，可合并肝脾大，异型淋巴细胞增多可达 10% ～ 30%。本例患者为青年女性，急性起病，症状典型，实验室检查提示淋巴细胞百分比增高、异型淋巴细胞为 20%，EBV IgM 及 EBV DNA 均为阳性，伴有肝功能损害、脾大，诊断明确，早期给予更昔洛韦抗病毒，同时给予保肝、对症治疗后病情好转，监测 EBV DNA ＜ 4.0×10^2 copies/mL，病程中如伴有咽喉严重病变或水肿的患者可给予短疗程激素治疗，可局部雾化吸入治疗，需警惕神经系统并发症、心肌炎等。抗病毒治疗需注意监测 EB 病毒载量，警惕复发。该病临床表现与巨细胞病毒感染类似，病原学检测可鉴别。多数患者预后良好，少数可出现噬血细胞综合征等严重并发症。

【参考文献】

1. THOMPSON A E. JAMA patient page. Infectious mononucleosis. JAMA，2015，313
（11）：1180.

2. KERR J R. Epstein-Barr virus（EBV）reactivation and therapeutic inhibitors. J Clin
Pathol，2019，72（10）：651-658.

3. EBELL M H. Epstein-Barr virus infectious mononucleosis. Am Fam Physician，2004，
70（7）：1279-1287.

4. 谢正德，刘春艳，艾军红 .EB 病毒感染实验室诊断及临床应用专家共识 . 中华实
验和临床病毒学杂志，2018，32（1）：2-8.

（吴泓晓　整理）

病例 12　狂犬病

病历摘要

【基本信息及病史】

患者，男性，20岁，主因"烦躁、兴奋5天，加重2天"急诊入院。

现病史：患者5天前自觉右手有麻木感，同时家人发现其性格改变，表现为烦躁、兴奋症状，并有严重失眠多日不能入睡。逐渐出现喉部紧缩感，饮水及进食不能下咽，并自觉憋气需张口呼吸，其间间断出现低热，体温最高37.5 ℃。近2日患者烦躁及咽部不适状加重，并有恐水怕风症状，表现为被风吹或听见水声即出现严重烦躁及呼吸困难，当地医院诊断疑为狂犬病，为进一步诊治收入我院。患者起病以来神志清楚，二便正常，无抽搐、张口困难等。

流行病学史：2个月前被野狗咬伤右手示指，咬伤后未接种狂犬病疫苗，野狗情况不明。否认输血及血制品应用史，否认疫源地旅居史。

既往史：否认高血压、冠心病、糖尿病病史，否认其他传染病病史，否认食物、药物过敏史，否认其他外伤史。

个人史及家族史：吸烟史4年，20支/天，偶有饮酒，否认疫区居住史，未婚。否认家族遗传病史。

【体格检查】

体温37 ℃，脉搏90次/分，呼吸20次/分，血压110/70 mmHg。

患者神志清楚，急性病容，球结膜轻度充血，颈软无抵抗，双肺呼吸音粗，右下肺可闻及少量湿啰音。心律齐，各瓣膜听诊区未闻及病理性杂音，腹软平坦，全腹无压痛及反跳痛，腹部未触及包块，肝、脾、胆囊未触及，肝区叩痛阴性。移动性浊音阴性。四肢、关节未见异常，活动无受限，双下肢无水肿，四肢肌力、肌张力正常。

【辅助检查】

血常规：WBC 15.91×10^9/L，NE% 82.6%，HGB 151 g/L，PLT 218×10^9/L。CRP 3.0 mg/L。

电解质、肾功能：K^+ 3.84 mmol/L、Na^+ 128.9 mmol/L、Cl^- 95.7 mmol/L、Cr 60.9 μmol/L、BUN 5.39 mmol/L；NH_3 33 μmol/L；心肌酶：CK 1376 U/L、CK-MB 18 U/L。

肝功能：ALT 19.3 U/L、AST 42.2 U/L、TBIL 28.3 μmol/L、DBIL 3.1 μmol/L。

血 EBV IgM 阴性，CMV IgM 阴性，单纯疱疹病毒 Ⅰ、Ⅱ 型 IgM 阴性。

ECG：窦性心动过速。

胸部 X 线片：两肺纹理增多。

脑脊液检查：常规示外观无色透明，总细胞数 8 个/μL、白细胞数 4 个/μL，1～5 管阳性；生化示蛋白 18.7 mg/dL、葡萄糖 3.86 mmol/L、氯化物 115.7 mmol/L；涂片（－）；墨汁染色（－）；抗酸染色（－）；流行性乙型脑炎病毒 IgM 阴性，脑脊液培养阴性，脑脊液送国家疾控中心查狂犬病中和抗体阳性（患者死亡后回报）。

治疗过程中检验结果动态变化见表 12-1、表 12-2。

表 12-1 血常规动态变化

项目	9月1日	9月2日	9月3日	9月6日
WBC（×10⁹/L）	15.91	13.46	16.71	19.55
NE%（%）	82.60	85.50	85.80	88.81
HGB（g/L）	151.0	149.7	149.0	152.5
PLT（×10⁹/L）	218.0	177.4	178.0	212.4

表 12-2 脑脊液生化动态变化

项目	9月2日	9月8日
蛋白（g/L）	18.7	92.4
葡萄糖（mmol/L）	3.86	8.18
氯化物（mmol/L）	115.7	115.8
外观	无色	无色
总细胞（个/μL）	8	20
白细胞（个/μL）	4	8
单核细胞（×10⁶/L）	0	0
多核细胞（×10⁶/L）	0	0
5管糖	1～5管阳性	1～5管阳性
潘氏试验	阴性	阳性
透明度	透明	透明

【初步诊断】

狂犬病可能性大。

【诊疗经过】

入院后患者神志清楚，体温37.7℃，恐水怕风，烦躁兴奋，不能入睡，饮水进食出现咽肌紧张不能下咽，检查提示白细胞升高，CRP正常，脑脊液检查未见明显异常，结合患者症状及流行病学史，初步考虑为狂犬病。患者不能进食，给予静脉补液纠正电解质紊乱以及营养支持治疗；患者恐水怕风症状逐步加重，表现为极度恐惧、狂躁，不能安静配合治疗，考虑进入狂犬病兴奋期，给予咪达唑仑镇静，同时避免声光刺激。患者血象升高，听诊肺部湿啰音，不除外并发肺部细菌感染，故给予头孢美唑治疗。

入院第3天，患者处于镇静状态，轻度昏迷，唾液增多不能下咽，体温最高升至 39 ℃，心率波动于 120 次 / 分左右，血压升高至 160/90 mmHg，给予对症治疗。

入院第 7 天，患者持续高热，镇静状态，压眶反射存在，瞳孔对光反射存在，心率 140 ～ 160 次 / 分，血压 150/80 mmHg 左右。考虑多数狂犬病患者入院后病程不超过 1 周，给予复查腰穿压力 300 mmH₂O，脑脊液细胞数正常，蛋白升高，脑脊液 EBV IgM 阴性，CMV IgM 阴性，单纯疱疹病毒Ⅰ、Ⅱ型 IgM 阴性，柯萨奇病毒 IgM 阴性，弓形虫 IgM 阴性。目前临床诊断考虑为狂犬病，并且无有效抗狂犬病毒治疗方案，为避免漏诊其他病毒性中枢神经系统感染，给予阿昔洛韦诊断性治疗，予甘露醇脱水降颅压治疗，外送疾控中心查狂犬病中和抗体。

入院第 8 天，患者昏迷逐渐加重，血氧、血压下降，停用镇静药物，给予升压药物治疗，家属已经知情决定放弃抢救，最终患者呼吸心跳停止，临床死亡。死亡后外送狂犬病中和抗体回报阳性，确诊狂犬病。

【确定诊断】

狂犬病。

病例分析

狂犬病的临床诊断常依靠典型症状及流行病学史，目前多数医疗机构无狂犬病实验室诊断能力。此患者以烦躁兴奋为主要症状入院，发病前 2 个月有野狗咬伤右手示指病史，未处理伤口及接种狂犬病疫苗，发病时间符合常见狂犬病潜伏期。患者临床症状表现为发病初期出现伤口麻木感，伴有低热、兴奋、轻度烦躁，符合狂犬病前驱期表现。逐渐出现饮水及吞咽困难,此后出现典型恐水、怕风的兴奋期表现。后患者进入麻痹期,表现为快速出现昏迷,呼吸心跳抑制并最终死亡,全病程约2周,符合狂犬病的临床表现。

患者发热,有外伤史(狗咬伤),临床表现为受外界刺激后出现咽部肌肉收缩导致呼吸困难及狂躁,应注意与破伤风鉴别。破伤风的典型症状如张口困难、板状腹,发作时的苦笑面容及角弓反张有助于鉴别。

患者持续高热,病程晚期昏迷,检查血象升高以中性粒细胞升高为主,脑脊液压力升高,葡萄糖正常,细胞数及蛋白正常或轻度升高,应注意与流行性乙型脑炎、李斯特脑炎鉴别,相关病原检查有助于鉴别。

对于狂犬病目前无有效的治疗手段,进入兴奋期后多以镇静及生命支持治疗为主,多数患者进入兴奋期后多在1~3天后进入麻痹期进而死亡。本病例给予镇静及生命支持治疗后持续1周仍未进入麻痹期,因此入院后第7天复查腰椎穿刺,进一步完善检查并外送狂犬病中和抗体检查,同时为避免误诊漏诊给予阿昔洛韦诊断性抗病毒治疗。最终患者于入院后第8天进入麻痹期并在几个小时内死亡,此后外送脑脊液狂犬病中和抗体阳性辅助确认诊断。

王爱彬教授病例点评

本病例入院后根据典型狂犬病兴奋期症状及流行病学史,可临床诊断狂犬病,但有部分患者早期症状可能不典型,如出现轻度瘫痪、运动障碍、阴茎异常勃起等,容易导致延误诊断。此类有可疑动物咬伤史的不典型患者,可采集其唾液(间隔3~6 h,至少采集

3份）、脑脊液、血清及颈后带毛囊的小块皮肤等标本进行实验室检测。直接免疫荧光法是狂犬病诊断的金标准，可以快速、敏感、特异地检测人和动物脑组织中的病毒抗原；病毒核酸检测也常用于早期诊断，以反转录PCR法检测体液（唾液、血清等）和脑组织等标本；对于脑组织及唾液等病毒含量高的样本还可进行病毒分离。此外通过病毒中和试验检测患者血清或脑脊液中的中和抗体，也可作为狂犬病辅助诊断的依据。

对于狂犬病目前尚无有效的治疗方案，有限的几例治愈患者均为蝙蝠咬伤所致的狂犬病患者，采用了密尔沃基疗法。该疗法不推荐给已经发病的患者使用狂犬病疫苗及狂犬病免疫球蛋白，强调治疗目的为避免不可逆的自主神经功能紊乱，并围绕此目的开展以深度镇静、对症治疗及高级生命支持为主的治疗方法，抗病毒药物可选择β干扰素以及金刚烷胺。此种治疗方法是否可以复制到病犬咬伤所导致的狂犬病患者身上还不得而知。

【参考文献】

1. 中国疾病预防控制中心. 狂犬病预防控制技术指南（2016版）. 中国病毒病杂志，2016, 6（3）: 161-188.

2. FISHER C R, STREICKER D G, SCHNELL M J. The spread and evolution of rabies virus: conquering new frontiers. Nat Rev Microbiol, 2018, 16（4）: 241-255.

3. BRUNKER K, MOLLENTZE N. Rabies virus. Trends Microbiol, 2018, 26（10）: 886-887.

4. WILLOUGHBY R E, Jr, TIEVES K S, HOFFMAN G M, et al. Survival after treatment of rabies with induction of coma. N Engl J Med, 2005, 352（24）: 2508-2514.

（穆亚萌 整理）

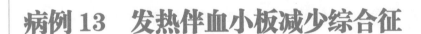

病例 13　发热伴血小板减少综合征

病历摘要

【基本信息及病史】

患者，男性，48岁。主因"发热11天、黑便2天、嗜睡10小时"于2018年8月18日入院。

现病史：11天前无明显诱因出现发热，最高体温38.9 ℃，伴乏力、恶心，无畏寒、寒战，无咽痛、头痛，无咳嗽、咳痰，无腹泻、腹痛，无关节肌肉酸痛，6天前就诊于当地医院，予抗感染治疗无明显好转。4天前出现腹痛，表现为脐周持续胀痛，外院查发热伴血小板减少综合征病毒核酸检测阳性，WBC 2.3×10^9/L、LY 0.53×10^9/L、PLT 31×10^9/L，CRP 21.06 mg/L、ALT 139 U/L、AST 444 U/L、CK 1211 U/L、CK-MB 49 U/L、LDH 913 U/L、PCT 0.29 ng/mL、铁蛋白＞2000 ng/mL、D- 二聚体 4.61 μg/mL，便常规提示便隐血（+），尿常规提示尿蛋白（++）。丙肝抗体阴性、乙肝表面抗原阴性、戊型肝炎抗体 IgM 阴性；其他病原体：结核杆菌抗体阴性、布鲁杆菌虎红平板试验阴性、试管凝集试验阴性，流行性出血热 IgM 抗体阴性；SFTSV（或大别班达病毒，下同）核酸检测阳性。患者2天前开始出现黑便，10小时前出现嗜睡，为求进一步诊治收入我院。起病以来，精神差、食欲明显缺乏，小便正常，近期体重无明显变化。

流行病学史：于夏季急性起病，居住在丘陵地带、农村，发病前曾被蜱虫叮咬。否认畜牧史，否认经常外出就餐史，否认其他传染病病史、否认血制品使用史。

既往史：否认高血压、冠心病、糖尿病病史，否认其他传染病病史，否认食物、药物过敏史，否认手术外伤史，预防接种史不详。

个人史：无地方病疫区居住史，无传染病疫区生活史，否认吸烟史，否认饮酒史。

【体格检查】

体温 36.5 ℃，脉搏 82 次 / 分，呼吸 20 次 / 分，血压 98/76 mmHg。急性病容，查体欠合作，右侧臀部可见淤斑，左侧腹股沟可触及一直径约 2 cm 大小的肿大淋巴结，边缘光滑，活动度好，质软。球结膜充血，双侧瞳孔等大等圆、对光反射灵敏，咽部充血，双肺呼吸音清，未闻及干湿啰音及胸膜摩擦音。心律齐，各瓣膜听诊区未闻及病理性杂音，腹部无压痛及反跳痛，双下肢无水肿，四肢肌力、肌张力正常。

【辅助检查】

WBC 3.63×10^9/L、HGB 147 g/L、PLT 29.40×10^9/L；心肌酶谱 LDH 1569.4 U/L、CK 1750.5 U/L、CK-MB 47.4 U/L、HBDH 974 U/L；CRP 12.0 mg/L、PCT 0.96 ng/mL、ESR 正常；ALT 250 U/L、AST 751 U/L；肾功能正常；凝血功能正常；AMY 193.4 U/L，LPS 277.0 U/L；真菌 D- 葡聚糖检测 < 10.0 pg/mL，见表 13-1。床旁心电图：窦性心律、T 波异常。超声心动图：左室壁弥漫性运动稍减低、左心功能减低。腹部超声：肝囊肿、肝内中高回声结节、脾大。脑脊液压力 130 mmH$_2$O。脑脊液常规检查：外观无色、透明、总细胞数 15 个 /μL、白细胞数 13 个 /μL，白细胞分类计数单核 8 个，多核 5 个。脑脊液生化检验：蛋白 63.5 mg/dL、葡萄糖 4.81 mmol/L、氯化物正常，见表 13-2。

OCROCR

表 13-1　实验室指标动态变化

入院天数	WBC (×10⁹/L)	NE% (%)	LY% (%)	PLT (×10⁹/L)	CRP (mg/L)	ALT (U/L)	AST (U/L)	LDH (U/L)	CK (U/L)	AMY (U/L)
入院当天	3.63	37.24	56.54	29.40	12.0	250.0	751.0	1569.4	1750.5	193.4
入院第1天	4.95	28.34	62.04	39.40	10.6	-	-	1298.4	1079.8	166.1
入院第3天	5.69	34.82	51.81	57.40	3.7	274.5	751.0	731.5	232.8	-
入院第4天	5.15	39.00	44.70	68.00	-	199.6	274.5	-	122.4	-
入院第5天	5.06	43.00	37.40	103.00	3.0	-	-	535.0	75.8	242.2
入院第9天	3.88	54.10	32.00	265.00	-	94.8	40.0	-	89.1	99.3
入院第12天	5.44	61.50	28.70	276.00	-	109.9	46.0	-	-	-

表 13-2　脑脊液检测结果

入院天数	总细胞 (个/μL)	白细胞 (个/μL)	潘氏试验	蛋白 (mg/dL)	葡萄糖 (mmol/L)	氯化物 (mmol/L)
入院第2天	15	13	阳性	63.5	4.81	122.7
入院第13天	10	9	阴性	28.7	3.21	128.3

【初步诊断及诊断依据】

初步诊断：发热伴血小板减少综合征（severe fever with thrombocytopenia syndrome，SFTS）、肝损害、心肌损害、消化道出血？

诊断依据：患者为中年男性、急性起病，居住于丘陵地带，当地有蜱虫，发病前曾被蜱虫叮咬。主要表现为发热伴乏力、腹部不适、黑便，入院前出现精神差、嗜睡，查体右侧臀部可见淤斑，左侧腹股沟淋巴结肿大，咽部充血，外院检查提示发热伴血小板减少综合征病毒核酸阳性，血常规提示白细胞减少、血小板减少，考虑发热伴血小板减少综合征诊断成立。结合肝功能异常、心肌酶升高，考虑肝脏及心肌损害可能性大，同时患者病程中出现黑便、便潜血阳性，考虑不除外消化道出血可能。

【诊疗经过】

入院后患者嗜睡，精神差，时有躁动。入院后完善相关检查，患者白细胞、血小板减少，血红蛋白未见明显下降，心肌酶高、肝功能异常、胰酶升高，超声心动异常，腹部超声提示脾大，脑脊液白细胞数轻度升高、蛋白升高，结合上述检查结果提示病毒性脑炎、多脏器功能损害。患者病情危重，治疗上予吸氧、心电监护、禁食水，予以曲美他嗪、辅酶Q10、培哚普利保护心肌、改善心功能，予以奥美拉唑抑酸、生长抑素抑制胰酶分泌，同时予以还原型谷胱甘肽、复方甘草酸苷等保肝以及补液营养支持治疗。监测白细胞、血小板逐渐恢复，CRP、PCT好转，肝功能好转，心肌酶正常、胰酶正常。患者体温正常，精神、食欲正常，未诉特殊不适，二便正常。查体：双肺未及干湿啰音，腹软、无压痛及反跳痛，左侧腹股沟仍可及肿大淋巴结，较前减小，无明显触痛。患者病情好转出院。

【确定诊断】

发热伴血小板减少综合征、病毒性脑炎、多脏器功能损害。

病例分析

此患者为中年男性，居住于丘陵地带，发病前被蜱虫叮咬，主要表现为发热、黑便以及嗜睡，查体有咽部充血，右侧臀部可见淤斑，左侧腹股沟可触及一直径约2cm大小的肿大淋巴结。辅助检查提示白细胞、血小板减少，肝酶、心肌酶、胰酶升高提示多脏器功能受损，脑脊液为病毒性脑炎表现，病原学检测提示SFTSV核酸检测阳性，诊断为发热伴血小板减少综合征。患者合并意识障碍，多器官受累，属于重型病例。这类患者血小板常明显减少，临床上应警惕消化道出血的风险，同时伴发多器官功能损害，需要注意并发症的处理。

发热伴血小板减少综合征是由大别班达病毒（Dabie bandavirus, DBV）感染引起的一种急性自然疫源性传染病。临床上主要表现为发热、白细胞降低、血小板减少、脑病及多脏器损伤。主要经蜱虫叮咬传播，也存在人–人传播。截至 2022 年，我国 SFTS 病例分布在 27 个省份（2010 年为 5 个省份）。大部分病例集中在山东、河南、安徽、湖北、辽宁、浙江和江苏 7 个省份。病例分布呈现出高度散发，但存在地域聚集的特征。该病的流行存在明显的季节性分布。病例一般在每年 3 月份开始出现，5—7 月达到高峰，9—10 月出现小高峰，11 月后快速下降，12 月至次年 2 月进入静息期。危重患者可因休克、呼吸衰竭、弥散性血管内凝血及多器官衰竭而死亡。目前还没有专门的抗病毒药物或者疫苗来对抗 DBV 感染。目前针对 SFTS 特异性治疗的潜在抗病毒药物的研究正在进行中，其中法匹拉韦是最有希望的候选药物。

田地教授病例点评

发热伴血小板减少综合征多发于春、夏季节，主要经蜱传播，发病高峰与蜱虫密度及活动相关。本病例患者长期居住于丘陵地区，于夏季急性起病，发病前曾被蜱虫叮咬，外院病原学检测提示发热伴血小板减少综合征病毒（大别班达病毒）核酸阳性。该患者发病早期表现为发热伴乏力、消化道症状，实验室检查提示白细胞、血小板下降，根据患者流行病学、临床表现、实验室检查及病原学检查诊断明确。入院后患者病情进入极期，于病程第 2 周出现心肌损伤、肝脏损伤、胰腺损伤，同时伴有神经系统症状，脑脊液检测提示病毒性脑炎，患者多脏器功能受损，属于重型病例。近年来发现高病毒载量、肝酶及 CK 升高和早期出现中枢神经系统症状、出血倾向等，均为 SFTS 死亡危险因素。该患者病情危重，入院后密切监测生命体征，治疗上积极给予营养心肌、保肝、抑制胰酶分泌、补液支持及对症治疗，保持水电解质平衡，保证能量供应，患者好转出院。法匹拉韦是广谱抗病毒药物，有研究发现法匹拉韦在体外水平能够有效抑制 SFTSV 复制，在小动物模型上对 SFTSV 感染也有良好的治疗作用。也有病例报道重症 SFTS 患者早期服用法匹拉韦治疗后病毒载量迅速下降，病情好转。法匹拉韦是治疗 SFTS 的潜在抗病毒药物，需要进一步临床试验评估疗效。

【参考文献】

1. 杨铂. 发热伴血小板减少综合征中西医结合诊疗专家共识. 环球中医药，2019，12（10）：1506-1511.

2. SEO J W, KIM D, YUN N, et al. Clinical update of severe fever with thrombocytopenia syndrome. Viruses, 2021, 13（7）：1213.

3. TAKAYAMA-ITO M, SAIJO M. Antiviral drugs against severe fever with thrombocytopenia syndrome virus infection. Front Microbiol, 2020, 11：150.

4. LI J, LI S, YANG L, et al. Severe fever with thrombocytopenia syndrome virus：a highly lethal bunyavirus. Crit Rev Microbiol, 2021, 47（1）：112-125.

5. MIAO D, LIU M J, WANG Y X, et al. Epidemiology and ecology of severe fever with thrombocytopenia syndrome in China, 2010-2018. Clin Infect Dis, 2021, 73（11）：e3851-e3858.

（吴泓晓　整理）

病例 14　黄热病

病历摘要

【基本信息及病史】

患者，男性，44岁，主因"发热7天，乏力、尿黄5天"入院。

现病史：患者7天前无明显诱因出现发热，体温最高39.1 ℃，伴有畏寒，无寒战；伴有咽痛，无头痛及肌肉关节痛。5天前开始自觉乏力、尿色深黄，仍有发热，体温波动在37.3 ～ 38 ℃，症状逐渐加重，当地医院以环丙沙星、蒿甲醚等治疗，症状无缓解，出现食欲不佳，恶心、呕吐，呕吐物为胃内容物，为进一步诊治收入院。患者自发病以来神志清楚，精神差，食欲差，小便深黄如浓茶，偶有腹泻，黄稀便，3 ～ 4次/天，无皮肤瘙痒，无出血倾向。

流行病学史：6个月前单位组织到安哥拉工作，当地有疟疾、登革热、痢疾流行，出国前接种霍乱疫苗，未接种登革热、黄热病疫苗，未应用疟疾预防治疗。有蚊子叮咬病史。

既往史：平素健康状况良好，否认高血压、冠心病、糖尿病病史，否认其他传染病病史，否认食物、药物过敏，否认手术史。

个人史：在安哥拉工作6个月，从事码头工作，否认吸烟史，偶有饮酒，已婚。

【体格检查】

体温36 ℃，脉搏75次/分，呼吸13次/分，血压125/85 mmHg，神志清楚，全身皮肤黏膜重度黄染，双侧腋下充血性皮疹，咽红，心律齐，双肺未闻及干湿啰音，腹软无压痛，四肢活动正常。

笔记

【辅助检查】

血气分析：pH 7.414，PCO_2 37.5 mmHg，PO_2 64.8 mmHg，SO_2 93.60%，HCO_3^- 23.20 mmol/L，TCO_2 20.00 mmol/L。

血常规：WBC 3.01×10^9/L，NE% 36.94%，HGB 170.00 g/L，PLT 70.00×10^9/L。

炎症指标：CRP 6.10 mg/L，PCT 5.36 ng/mL。

肝功能：ALT 3710.0 U/L，AST 6460.0 U/L，TBIL 166.2 μmol/L，DBIL 138.7 μmol/L，ALB 37.5 g/L。心肌酶：LDH 1346 U/L，CK 470.40 U/L，CK-MB 33 U/L，HBDH 1714 U/L，cTnI 正常。

肾功能正常。

血淀粉酶 + 脂肪酶：AMY 131 U/L，LPS 78.00 U/L。

凝血功能：PT 15.60 s，PTA 64.00%，INR 1.44，TT 23.8 s，APTT 67.20 s，Fb 189.00 mg/dL，FDP 22.15μg/mL，D- 二聚体 11.44 mg/L。

血氨：115 μmol/L。

便潜血：阳性。

肿瘤系列：AFP 104.5 ng/mL，CEA 5.0 ng/mL，CA19-9 9.9 U/mL，CA15-3 14.6 U/mL。

辅助性 T 细胞亚群：$CD4^+$ 75 cells/μL。

病原：甲、丙、丁病毒性肝炎抗体阴性，乙肝系列均阴性，EBV 抗体阴性，结核抗体阴性，疟原虫涂片阴性，登革热抗体及 NS1 抗原阴性，自身抗体阴性，梅毒 TRUST 阴性、HIV 抗体阴性、流行性出血热抗体阴性。

腹部超声：肝实质回声偏粗，肝大、脾大。

超声心动图：大致正常，射血分数为 66%。

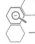

腹部平扫CT：肝脏实质内密度不均匀减低，考虑为肝坏死不除外，见图14-1。

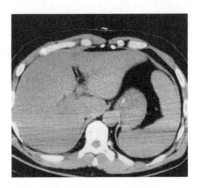

图 14-1　腹部平扫 CT

【初步诊断】

初步诊断：发热、黄疸原因待查。

【诊疗经过】

北京市疾病预防控制中心检测结果回报为：尿液黄热病毒核酸阳性。

根据患者临床表现、流行病学史及相关实验室检查结果，考虑"黄热病、急性重度肝损伤、肝性脑病、急性胰腺炎、病毒性心肌炎"诊断明确。3月18日入院后患者突然出现意识障碍、持续躁动，查体示颈抵抗阳性，球结膜无水肿，余查体同前，予地西泮、咪达唑仑镇静，考虑患者病重，予卧床休息、密切观察生命体征变化，给予补液及对症支持治疗，转氨酶及胆红素异常升高，予还原型谷胱甘肽、异甘草酸镁和多烯磷脂酰胆碱抗炎、保肝、祛黄治疗，血淀粉酶和脂肪酶轻度升高，考虑胰腺受损，予生长抑素抑制胰酶分泌，心肌酶升高，心电图及心脏彩超未见异常，考虑病毒性心肌炎可能，予磷酸肌酸钠改善心肌治疗。患者意识障碍明显，考虑脑水肿可能，中医方面属于中医痉证（阳明腑实证），予通腹泄热，开窍醒脑。处方：生大黄 60 g，桃仁 30 g，赤芍 120 g，芒硝 30 g，代赭石 30 g，厚朴 30 g，茵陈 60 g，炙甘草 10 g。3 付，350 mL，灌肠，每 6 小时 1 次。

3 月 19 日晨患者出现呃逆，给予对症治疗，出现口腔少量出血，对症止血治疗，上午 11 点给予口咽通气保护气道，预防窒息。病情未见明显改善，持续泵入咪达唑仑镇静，胸部 CT 提示胸腔积液，肺部结节伴炎症，加用美罗培南积极抗感染治疗，给予丙种球蛋白支持治疗，胃肠减压引流出暗红色液体，量增加，查呕吐物潜血阳性，考虑消化道出血，静脉泵入奥美拉唑抑酸，胃管内注入凝血酶促进止血。

3 月 20 日下午患者口腔仍有少量出血，经口咽通气道吸出 10 mL 血性痰，口腔内可见舌面左侧破裂，考虑咬伤可能性大，止血后活动性出血停止，但持续口咽通气道刺激咽部，口腔分泌物增多，误吸可能性大，气道不能保护，口腔内黏膜出血量多，持续泵入镇静剂后呼吸浅快，潮气量下降，血氧饱和度低，考虑患者口腔出血及渗血较前增多，为预防窒息行气管插管保护气道，并转入 ICU。患者全身皮肤重度黄染，穿刺部位可见淤斑，球结膜重度水肿，巩膜重度黄染，双侧瞳孔等大等圆，直径 2.5 mm，对光反射微弱，压眶反射消失，角膜反射存在，双肺呼吸音粗，双肺均闻及痰鸣音，腹部平软，未及压痛和反跳痛，移动浊音阴性，双下肢无水肿，双侧 Babinski 征阴性，腱反射可引出，踝阵挛阴性。给予气管插管、呼吸机支持、持续泵入咪达唑仑镇静，反复吸痰后双肺痰鸣音消失，颈内静脉置入双腔高流量静脉导管，测 CVP 12 mmHg，继续静脉泵入奥美拉唑抑酸、生长抑素抑制胰酶分泌，予乌司他丁泵入改善微循环。

3月21日患者氧合改善，吸氧浓度降至30%，仍发热，体温峰值有下降趋势，加用丙种球蛋白治疗。下午4点左右停用镇静剂，神志有好转。

3月22日患者受刺激有睁眼，四肢可运动，能部分完成指令；体温下降，体温38 ℃；肺部感染仍明显，行胸部CT检查提示双肺片状影，白细胞较前回升，仍低于正常，血小板升至 77.40×10^9/L，凝血功能改善。继续呼吸机支持，患者无活动性出血，循环功能和肾功能稳定。

3月23日患者神志转清，能简单交流，能完成指令，四肢运动基本正常，颈项轻度僵直，其他病理征未引出，生理反射正常引出；氧合功能维持正常，呼吸机参数接近脱机水平，上午行脱机实验；化验白细胞仍低，血小板正常，凝血功能改善，未见明显活动性出血。监测肝功能黄疸轻度上升，转氨酶继续下降；血淀粉酶及脂肪酶有回升迹象，停用胃肠营养。循环和肾功能稳定。下午2点拔出气管插管，呼吸状况稳定。

3月24日病情稳定，转回感染二科继续治疗。给予对症保肝治疗，加强营养神经及支持治疗，生长抑素、奥美拉唑、乌司他丁积极抑制胰酶分泌，患者腰痛头痛症状逐渐缓解，肝功能好转，血淀粉酶正常，WBC 2.85×10^9/L、NE 1.68×10^9/L、LY 0.80×10^9/L、HGB 116.7 g/L。

5月9日患者神志清楚、精神食欲恢复，二便正常。查体：皮肤轻度黄染，双肺未闻及湿啰音，腹软无压痛，四肢活动正常，复查肝功能好转、血淀粉酶正常，考虑患者病情好转出院。患者住院期间肝功能的动态变化见表14-1，炎症指标变化见表14-2。

表 14-1　肝功能动态变化

项目	3月18日	3月20日	3月24日	4月5日	4月11日	4月21日	5月5日
ALT（U/L）	3219.5	758.0	204.4	106.7	56.4	49.8	33.7
AST（U/L）	7198.0	720.8	141.6	92.5	45.4	37.9	33.7
TBIL（μmol/L）	161.7	125.3	117.8	173.3	76.1	45.6	28.4
DBIL（μmol/L）	130.6	103.3	90.5	102.6	59.0	35.8	19.2

表 14-2　降钙素原及 C 反应蛋白动态变化

项目	3月18日	3月19日	3月20日	3月21日	3月22日	3月23日	3月31日	4月15日
PCT（ng/mL）	5.36	3.80	2.56	3.84	4.29	4.12	0.48	0.09
CRP（mg/L）	6.3	-	-	29.8	-	3.9	4.6	1.2

【确定诊断及诊断依据】

确定诊断：黄热病、急性重度肝损伤、肝性脑病、消化道出血、脑水肿、急性胰腺炎、病毒性心肌炎、肺部感染、胸腔积液。

诊断依据：患者为中年男性，有明确蚊子叮咬病史，生病后回国。此次发病表现为发热、腹泻、黄疸、皮疹，化验结果提示白细胞计数、血小板计数和中性粒细胞百分比均降低，肝功能回报提示 AST 明显高于 ALT，血清胆红素也升高，血淀粉酶和脂肪酶均升高，血氨升高，肾功能正常，PT 延长，PTA 下降，肌酸激酶、乳酸脱氢酶及肌酸激酶同工酶均升高，便潜血及呕吐物潜血阳性，提示多脏器功能损害伴有消化道出血，病原学检测排除了其他病毒感染，北京市疾病预防控制中心检测结果回报为：尿液黄热病毒核酸阳性。结合腹部 CT 及肺部 CT 回报结果，上述诊断成立。

病例分析

黄热病由黄热病毒引起，是一种经蚊叮咬传播的急性传染病，主要在非洲和南美洲的热带地区流行。接种黄热病疫苗是预防黄热病最有效的手段，可获得持久免疫力。黄热病疫情在未接种疫苗人群中传播风险高。感染黄热病病毒后可出现广泛的症状，从无症状感染到死亡，严重者表现为高热、多器官功能障碍（包括肝、肾和心脏）或出血。

患者中年男性，急性起病，病程短。6个月前到安哥拉工作，当地疟疾、登革热、黄热病流行，其出国前未接种登革热、黄热病疫苗，未应用疟疾预防治疗。于当地有明确蚊子叮咬病史，在当地发病后回国。此次发病表现为发热、腹泻、黄疸、皮疹，血常规提示白细胞、血小板减少，血生化提示肝功能、胰酶均出现明显异常。凝血功能异常。疟原虫涂片阴性，出血热抗体 IgM 阴性。北京市疾病预防控制中心检测结果回报：尿液黄热病毒核酸阳性。超声提示肝大，脾大。结合以上特征，考虑黄热病伴急性重度肝功能损伤、急性胰腺炎诊断明确。予以补液、保肝、抑酸等对症治疗。病程中突发意识障碍，持续躁动，予以地西泮、咪达唑仑镇静后，考虑脑水肿，同时予通腹泄热、开窍醒脑等中医治疗，持续泵入咪达唑仑镇静，予气管插管、呼吸机支持，患者氧合改善，经积极对症治疗后，患者神志转清，病情好转出院。

目前还没有批准用于治疗或预防黄热病的抗病毒药物，其治疗依赖于支持性护理来缓解疾病症状。预防黄热病最有效的手段就是接种黄热病疫苗。

田地教授病例点评

该患者在非洲工作期间发病，未接种黄热病疫苗。排除疟疾、登革热等其他当地流行疾病，黄热病病毒核酸阳性，诊断明确。患者早期

笔记

表现为发热伴消化道症状，入院时为中毒期，此期患者可出现肝、肾、心血管功能损害及出血症状，血清胆红素明显升高，凝血酶原时间延长。本期突出症状为严重的出血（如皮肤黏膜淤斑，齿龈、鼻腔、胃肠道、尿道和子宫出血等）。心脏常扩大，心搏徐缓，心音变弱，血压降低。常伴有脱水、酸中毒，严重者出现谵妄、昏迷、尿闭、顽固性呃逆、大量呕血、休克等，本期持续3～4天或2周，常在第7～10天发生死亡。该病例入院后即出现肝脏、心脏以及胰腺损害，同时伴有脑水肿及凝血功能异常，出现口腔内出血、消化道出血等表现，影像学提示肝脾明显增大。经积极保护脏器、对症止血、呼吸机辅助呼吸等治疗后，患者病情好转。对于高热合并黄疸，同时有相应流行病学史的患者，要高度怀疑该病，及时准确的诊断极为关键。及时予以相应对症治疗，可以对疾病的预后起到至关重要的作用。本例患者病情不断变化，我们能够及时发现并予以相应治疗，最终患者病情好转出院，值得临床借鉴和参考。

【参考文献】

1. RENO E，QUAN N G，FRANCO-PAREDES C，et al. Prevention of yellow fever in travellers：an update. Lancet Infect Dis，2020，20（6）：e129-e137.

2. The Lancet. Yellow fever：a major threat to public health. Lancet，2018，391（10119）：402.

（张清　整理）

笔记

病例 15 新型冠状病毒感染

病历摘要

【基本信息及病史】

患者，男性，37 岁，主因"发热、咳嗽、咳痰 1 天，发现新型冠状病毒核酸阳性 3 小时"于 2021 年 9 月入院。

现病史：患者 1 天前出现发热，体温 37.4 ℃，伴肌肉酸痛、咳嗽咳痰，无畏寒寒战、鼻塞流涕、咽痛、腹泻、味觉嗅觉减退等表现。3 小时前检查发现新型冠状病毒核酸阳性（ABT 结果：*ORF* 基因为 14.85，*N* 基因为 14.23；达安试剂结果：*ORF* 基因为 12.26，*N* 基因为 15.41）。现为进一步隔离诊治收入我院。患者自发病以来神志清楚，精神正常，进食可，大小便正常。

流行病学史：1 周前与新型冠状病毒感染确诊患者共同开会。已接种疫苗两剂：2021 年 4 月 1 日接种第一针（科兴中维），2021 年 4 月 22 日接种第二针（科兴中维）。否认其他传染病病史。

既往史：平素健康状况良好，否认高血压、冠心病、糖尿病病史，否认食物、药物过敏史，否认手术外伤史、输血史。

个人史：否认疫区旅居史，否认吸烟饮酒史，否认食物、药物过敏史。

【体格检查】

体温 36.1 ℃，脉搏 98 次 / 分，呼吸 20 次 / 分，血压 130/93 mmHg，BMI 30.93 kg/m²。双肺呼吸音清，未闻及干湿啰音，心律齐，未闻及病理性杂音，腹软无压痛，肝脾未触及，双下肢无水肿。

【辅助检查】

WBC 9.74×10^9/L，NE 7.43×10^9/L，LY 1.69×10^9/L，HGB 170 g/L，PLT 174×10^9/L，ALT 112 U/L，AST 54 U/L，TBIL 28 μmol/L，SAA 76 mg/L，CRP 15 mg/L，PCT ＜ 0.05 ng/mL。

新型冠状病毒 IgG 1.56 S/CO。

CD4+ 淋巴细胞 430 个 /μL，CD8+ 淋巴细胞 230 个 /μL，T 淋巴细胞 585 个 /μL。

HBsAg 阴性，抗 HCV 阴性，RPR 阴性，抗 HIV 阴性。

凝血、腹部超声、ECG 未见明显异常。

胸部 CT（图 15-1）：未见明显肺炎表现。

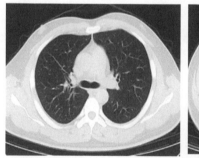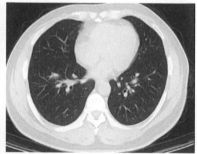

图 15-1　入院第 1 天胸部 CT

【初步诊断】

新型冠状病毒感染轻型、肝功能损害。

【诊疗经过】

患者入院后高热 39.5 ℃，咳嗽加重，无明显憋气症状，监测血氧正常，检查提示轻度肝损害，炎症指标轻度升高，T 淋巴细胞降低，胸部 CT 未见明显肺炎表现，给予患者中成药对症治疗。患者肥胖体形，BMI 大于 30 kg/m^2，为新型冠状病毒感染重症的高危人群，密切监测患者生命体征。

入院第 4 天患者持续高热大于 39 ℃，精神差，咳白痰，监测炎症指标 SAA 至 475 mg/L、CRP 87 mg/L、D- 二聚体 2.42 mg/L 进行性升高，见表 15-1。复查胸部 CT 出现肺部多发炎症病变，见图 15-2，考虑患者病情快速进展，有进展为重症的风险，给予人同源单克隆抗体治疗 1 次，同时给予地塞米松 5 mg 治疗 5 天，监测患者体温正常，炎症指标恢复正常，抗体明显升高，病情稳定。

治疗约 3 周，患者症状基本消失，复查胸部 CT 逐步好转，见图 15-3、图 15-4，新型冠状病毒核酸间隔 2 小时连续 2 次阴性出院。

表 15-1 入院第 1 ～ 21 天各项检验结果

项目	第 1 天	第 3 天	第 4 天	第 6 天	第 14 天	第 20 ～ 21 天
CRP（mg/L）	15	33	87	16	10.4	-
SAA（mg/L）	76	340	475	90	7.3	-
D- 二聚体（mg/L）	0.75	1.73	2.42	1.00	0.22	-
ALT（U/L）	112	81	71	80	81	-
AST（U/L）	54	50	50	53	27	-
TBIL（μmol/L）	28	22	20	20	10	-
2019nCoV IgM（S/CO）	0	-	-	76.4	-	-
2019nCoV IgG（S/CO）	1.56	-	-	547.9	-	-
ORF/*N* 基因	23/20	14/14	15/15	25/24	30/28	阴性

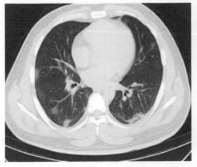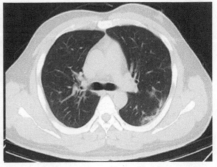

图 15-2 入院第 3 天胸部 CT

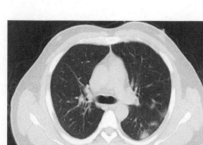
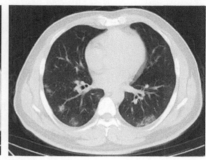

图 15-3　入院第 7 天胸部 CT：双肺炎症略吸收

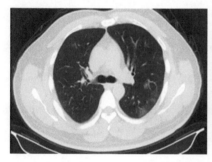
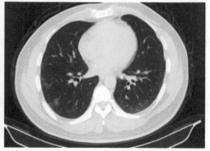

图 15-4　入院第 18 天胸部 CT：双肺炎症明显吸收

【确定诊断】

新型冠状病毒感染轻型、肝功能损害。

病例分析

　　患者为青年男性，急性起病，以发热、咳嗽为主要症状，检查新型冠状病毒核酸阳性，入院时胸部 CT 检查未见明显异常，根据《新型冠状病毒肺炎诊疗方案（试行第九版）》诊断新型冠状病毒感染轻型明确，其肝损害考虑新型冠状病毒感染导致。考虑疾病早期给予中成药对症治疗。

　　患者 BMI 大于 30 kg/m^2，为新型冠状病毒感染重症的高危人群，入院后持续高热，检查淋巴细胞减少，T 淋巴细胞明显降低，重症预

笔记

警指标如 SAA、CRP、D- 二聚体进行性升高，存在有进展为重型 / 危重型的风险，故给予密切监测。入院第 3 天复查胸部 CT 出现肺炎表现，结合鼻咽部核酸 CT 值降低，考虑患者病情有持续进展趋势。此阶段应积极抗病毒治疗以抑制病毒复制及进入细胞，阻断病情进展，根据诊疗指南及当时医疗情况选择人同源单克隆抗体及小剂量地塞米松治疗，病情进展被快速抑制，治疗有效。

该患者在新型冠状病毒 Delta 毒株流行期间发病。随着疫情在世界范围持续发展，Delta 流行株已经被 Omicron 毒株取代，目前研究显示多种单克隆抗体药物对 Omicron 毒株效果降低。但同时针对新型冠状病毒的直接抗病毒药物，如 Paxlovid、Molnupiravir 等也在陆续上市，目前研究显示，这些药物对降低 Omicron 毒株导致的高危人群新型冠状病毒感染死亡率仍有较好效果。诊疗期间检查发现患者炎症指标急剧升高，并伴有严重的炎症反应，在有效抗病毒治疗前提下，适当抑制过度炎症反应可减轻炎症因子风暴对组织的损害，因此根据诊疗指南选择小剂量糖皮质激素治疗，取得了良好疗效。

王爱彬教授病例点评

随着新型冠状病毒在世界范围持续传播，并且不断出现新的具有突破现有抗病毒药物屏障的新型变异株，这些都对抗病毒药物不断提出挑战，促使新型抗病毒药物不断更新。本病例主要讨论在疾病的不同阶段如何选择治疗方向。

治疗中应根据新型冠状病毒感染病程进展的不同阶段特点选择药物。新型冠状病毒感染早期患者以上呼吸道症状为主，表现为新型冠状病毒感染轻型，此阶段以对症治疗为主，可以同时给予中成药治疗。随着病情进展至肺炎阶段并有持续进展趋势时，应积极给予抗病毒治疗以抑制病毒复制或进入细胞，此阶段可使用直接抗病毒药物或单克隆抗体治疗。若病情持续进展出现严重炎症反应，表现为 IL-6、CRP、SAA 等炎症指标进行性升高，此阶段应在有效的抗病毒治疗基础上给予抑制过度炎症反应治疗，以减轻炎症因子风暴对组织的损害，可使用地塞米松、托珠单抗等。若病程进一步进展，出现微血栓、严重脏器功能衰竭、继发感染等情况，则需要相应的抗凝治疗、支持治疗及抗生素治疗，此阶段炎症免疫抑制药物使用应慎重。

【参考文献】

1. ZHANG J J, DONG X, CAO Y Y, et al. Clinical characteristics of 140 patients infected with SARS - Cov - 2 in Wuhan, China.Allergy, 2020, 75（7）：1730-1741.

2. XU X W, WU X X, JIANG X G, et al. Clinical findings in a group of patients infected with the 2019 novel coronavirus（SARS-Cov-2）outside of Wuhan, China：retrospective case series.BMJ, 2020, 368：m606.

3. SHI Y, WANG Y, SHAO C, et al. COVID-19 infection：the perspective on immune response.Cell Death Differ, 2020, 27（5）：1451-1454.

4. SIDDIQI H K, MEHRA M R. COVID-19 illness in native and immunosuppressed states：a clinical–therapeutic staging proposal.J Heart Lung Transplant, 2020, 39（5）：405-407.

5. SAMAEE H, MOHSENZADEGAN M, ALA S, et al. Tocilizumab for treatment patients with COVID-19：recommended medication for novel disease.Int Immunopharmacol, 2020, 89（Pt A）：107018.

6. SCHEIM D. Ivermectin for COVID-19 treatment：clinical response at quasi-threshold doses via hypothesized alleviation of CD147-mediated vascular occlusion. SSRN Electronic Journal, 2020.

（江周铃 整理）

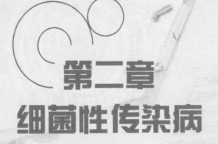

第二章
细菌性传染病

病例 16　伤寒

病历摘要

【基本信息及病史】

患者，男性，30岁，主因"发热、腹泻1周"于8月29日入院。

现病史：1周前开始出现发热伴有腹泻，体温最高39 ℃，为持续性发热，伴有畏寒，无寒战，同时每日排3～4次黄色稀水样便，伴有腹胀、无明显腹痛，无里急后重感，无皮疹、关节痛，无尿急、尿痛，无头痛、腰痛等。在我院急诊检查白细胞 $5.33 \times 10^9/L$、嗜酸性粒细胞计数 $0 \times 10^9/L$，CRP 73 mg/L，给予左氧氟沙星治疗，血培养

笔记

回报提示伤寒沙门菌。患者仍有发热、腹胀症状，为进一步诊治入我院。患者自发病以来神志清楚，精神正常，食欲差，尿量正常。

流行病学史：患者于夏季急性起病，近期曾前往越南旅游。

既往史：否认高血压、冠心病、糖尿病病史，否认其他传染病病史，否认食物、药物过敏史，否认手术外伤史。

个人史：否认长期吸烟史，否认长期大量饮酒史。

【体格检查】

体温 38.7 ℃，脉搏 100 次 / 分，呼吸 20 次 / 分，血压 140/88 mmHg。神志清楚，皮肤巩膜无黄染，双肺呼吸音清。心律齐，腹部平坦，有下腹部轻度压痛，无反跳痛，肝、脾、胆囊未触及，移动性浊音阴性。双下肢无水肿。

【辅助检查】

血常规：WBC 3.87×10^9/L、EO 0.00×10^9/L、PLT 70×10^9/L。

CRP 126.1 mg/L、PCT 2.03 ng/mL。

电解质：K^+ 3.09 mmol/L、Na^+ 128.3 mmol/L、Cl^- 93.5 mmol/L。

肝功能：ALT 232.6 U/L、AST 411.6 U/L。

血培养提示伤寒沙门菌。

丙肝病毒抗体阴性、HBsAg 阴性、甲肝戊肝系列阴性；γ 干扰素释放试验 A、γ 干扰素释放试验 B 均正常。腹部超声检查提示：脾大，肋间厚 61 mm，长 167 mm，回声均匀；肝实质回声偏粗。胸部正位 X 线：未见明显异常。

【初步诊断】

伤寒。

【诊疗经过】

患者急性起病，持续性畏寒发热伴腹泻。结合辅助检查，患者伤寒诊断明确，同时有低钾血症、低钠血症，予补钾补钠、对症支持治疗，予左氧氟沙星、头孢曲松抗感染治疗。入院第3天，患者仍高热，伴有腹胀、排鲜血便、肠鸣音活跃，查便潜血阳性、HGB下降，考虑为肠出血，嘱患者卧床、禁食，监测生命体征，予止血、补液治疗。查肝功能：ALT 615.0 U/L、AST 959.1 U/L，患者肝功能损伤加重，加强保肝治疗。经上述治疗后，患者体温逐渐恢复正常，见图16-1，无黑便、呕血、头晕等不适，大便正常，复查患者电解质、肾功能、肝功能、C反应蛋白均正常，好转出院。住院期间患者指标变化见图16-2、表16-1。

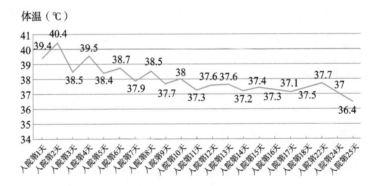

图 16-1　体温动态变化

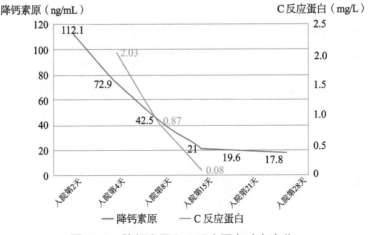

图 16-2　降钙素原和 C 反应蛋白动态变化

表 16-1　血常规动态变化

项目	第 2 天	第 4 天	第 8 天	第 15 天	第 21 天	第 28 天
WBC（×10⁹/L）	3.87	3.46	3.04	2.71	2.86	3.68
NE（×10⁹/L）	2.79	2.05	1.82	0.80	1.35	1.14
LY（×10⁹/L）	0.08	1.19	0.89	1.35	1.05	2.01
EO（×10⁹/L）	0.00	0.00	0.00	0.04	0.00	0.01
HGB（g/L）	128.4	101.0	95.0	93.0	92.1	106.2
PLT（×10⁹/L）	70.0	78.0	102.0	142.0	174.3	225.3

【确定诊断及诊断依据】

确定诊断：伤寒、伤寒型肝炎、肠出血、白细胞减少、低钾血症。

诊断依据：患者为青年男性，急性起病，持续发热 1 周，伴畏寒、腹泻，每日 3～4 次黄色稀水便，血常规提示白细胞减少、嗜酸性粒细胞减少或消失、血小板下降，炎症指标升高，血培养提示伤寒沙门菌，腹部超声提示脾大，诊断伤寒明确。患者肝功能异常增高，既往无肝病病史，查嗜肝病毒病原学均阴性，考虑伤寒性肝炎可能性大。患者病程中出现肠鸣音亢进、腹胀，查便潜血试验阳性、血红蛋白下降，考虑为肠出血。根据电解质检查，血钾 3.09 mmol/L，诊断为低钾血症。患者外周血白细胞降低，提示白细胞减少。

病例分析

患者于夏季发病，持续发热 1 周以上，有腹泻、水样便、脾大等临床表现，血常规显示嗜酸性粒细胞减少，血小板下降，血培养提示伤寒沙门菌，诊断为伤寒；患者正处于发病第 2 周，ALT、AST升高，诊断为伤寒型肝炎；肠出血常发生于病程第 2～3 周，患者正处于发病第 2 周，腹胀、肠鸣音活跃、排鲜血便，便潜血阳性，血红蛋白下降，诊断为肠出血；患者血钾 3.09 mmol/L，诊断为低钾血症；血常规显示患者外周血白细胞数减少，诊断为白细胞减少。应与以下疾病相鉴别：①病毒性上呼吸道感染：有高热、头痛、白细胞减少等表现（与伤寒相似），可借助患者起病急，咽痛、鼻塞、咳嗽等呼吸道症状明显，没有肝脾大、表情淡漠、玫瑰疹与伤寒鉴别。②细菌性痢疾：有发热、腹痛、腹泻等表现（与伤寒相似），可借助腹痛以左下腹痛为著、里急后重、排脓血便、白细胞升高相鉴别。③疟疾：有发热、肝脾大、白细胞减少（与伤寒相似），可借助患者寒战明显、退热时出汗较多、红细胞和血红蛋白降低、外周血或骨髓涂片找到疟原虫，与伤寒鉴别。

伤寒是由伤寒沙门菌引起的一种急性肠道传染病。临床特征是持续发热、表情淡漠、相对缓脉、玫瑰疹、肝脾大和白细胞减少。从血液中分离伤寒沙门菌是目前确定伤寒感染的金标准。伤寒的治疗通常包括抗生素，早期开始有效的抗菌治疗已被证明可以缩短疾病的持续时间并降低并发症和死亡的风险。

田地教授病例点评

患者夏季起病，发病前曾前往越南旅游，初期表现为发热、乏力、腹胀、纳差、腹泻，血常规提示白细胞减少、嗜酸性粒细胞减少，血培养为伤寒沙门菌有确诊意义，诊断伤寒明确，血培养于病程第1~2周阳性率最高，粪便培养于病程第3~4周起阳性率最高，可行肥达试验辅助诊断，多数患者在病程第2周开始出现阳性，第4~5周阳性率最高，可动态监测滴度变化。入院时患者进入病程第2周，为疾病极期，患者持续高热，出现肝脏损害、脾大，早期给予喹诺酮、头孢三代抗感染及对症治疗。在伤寒极期，当坏死或溃疡病变累及血管时，可引起肠出血（为常见的严重并发症）。该患者腹胀、排血便，便潜血阳性，监测血红蛋白下降，出现了肠出血，予以禁食，同时积极补液、止血治疗后好转。尽早进行病原学治疗及积极处理并发症为治疗关键。

【参考文献】

1. 陈维迪，陆亚君 . 伤寒 106 例临床分析 . 中国乡村医药，2018，25（17）：9-10.

2. 杨绍基，任红，李兰娟 . 传染病学 .8 版 . 北京：人民卫生出版社，2013.

3. MOSER-VAN DER GEEST N, SCHIBLI A, HUBER L C. CME：typhoid fever-clinical manifestation，diagnosis，therapy and prevention. Praxis（Bern 1994），2019，108（14）：937-943.

4. MASUET-AUMATELL C，ATOUGUIA J. Typhoid fever infection-antibiotic resistance and vaccination strategies：a narrative review. Travel Med Infect Dis，2021，40：101946.

5. KHANAM F，ROSS A G，MCMILLAN N A J，et al. Toward typhoid fever elimination. Int J Infect Dis，2022，119：41-43.

6. MARCHELLO C S，BIRKHOLD M，CRUMP J A. Complications and mortality of typhoid fever：a global systematic review and meta-analysis. J Infect，2020，81（6）：902-910.

（牛文静 整理）

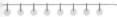

病例 17　霍乱

病历摘要

【基本信息及病史】

患者，男性，53 岁，主因"腹泻 2 天"于 7 月 27 日入院。

现病史：患者 2 天前疑饮食不洁后出现腹泻，起初有粪质，后为黄色稀水样便，无黏液及脓血，大便 10 余次 / 天，无腹痛，无里急后重感，无恶心、呕吐，无发热，患者自服止泻药物（具体不详）对症治疗。1 天前腹泻加重，大便 20～30 次 / 天，仍为稀水样便，无脓性分泌物，后出现恶心、频繁呕吐，为非喷射性，呕吐物为黄绿色液体，无咖啡样物或夹杂血块，自觉小便量减少，就诊于外院，查大便悬滴动力、制动试验：O1 阳性；血常规：WBC 13.7×10^9/L，NE% 81.9%；血生化：血肌酐 148 μmol/L，尿素氮 10.12 mmol/L，血钾 3.82 mmol/L；考虑霍乱，给予头孢西丁、奥硝唑抗感染、补液等处理，复查血肌酐 353 μmol/L，尿素氮 16.21 mmol/L，血钾 5.26 mmol/L，复核大便悬滴动力、制动试验：O1 阳性，疾控中心查大便 PCR 结果回报为 O1 群小川型霍乱弧菌，为求进一步治疗，转入我院。患者自发病以来，精神差，食欲差，睡眠差，小便量少，大便如前述。

既往史：否认高血压、冠心病、糖尿病病史，否认其他传染病病史，否认食物、药物过敏史，否认手术、外伤史。

流行病学史：无类似患者接触史。

个人史：民工，无地方病疫区居住史，无传染病疫区生活史，无冶游史。吸烟史 30 余年，每日吸烟 10 余支，否认饮酒史。已婚，配偶、子女均健康。

【体格检查】

体温 36.2 ℃，脉搏 82 次 / 分，呼吸 22 次 / 分，血压 130/85 mmHg。神志清楚，正常面容，查体合作，全身皮肤黏膜颜色正常，无黄染，皮肤温度正常，皮肤弹性减弱，颈软无抵抗，双肺叩诊呈清音，双肺呼吸音清，未闻及干湿啰音，心率 82 次 / 分，心律齐，各瓣膜听诊区未闻及病理性杂音，腹部平坦，全腹无压痛及反跳痛。肝、脾未触及肿大。肠鸣音稍活跃，6 ～ 8 次 / 分。双下肢不肿。四肢肌力、肌张力正常。双侧 Babinski 征阴性。

【辅助检查】

入院检查。血常规：WBC 10.1×10^9/L，NE% 88.3%，HGB 120.2 g/L，PLT 176.1×10^9/L；血气分析：pH 7.332，PCO_2 3.52 kPa，PO_2 13.29 kPa，BE −10.6 mmol/L，HCO_3^- 13.7 mmol/L；电解质及肾功能：K^+ 5.16 mmol/L，Na^+ 133.7 mmol/L，BUN 21.54 mmol/L，Cr 473.40 μmol/L；便常规：OB（−），WBC 2 ～ 3 个 /HPF；大便悬滴动力、制动试验阴性；便涂片无异常；CRP 46 mg/L；肝功能大致正常；心肌酶谱异常：CK 1048.8 U/L，CK-MB 34 U/L；便培养：阴性。

【初步诊断及诊断依据】

初步诊断：霍乱、急性肾衰竭。

诊断依据：夏季发病，患者发病前有不洁饮食史，主要临床表现为无痛性剧烈腹泻，大便性状为稀水样便，无黏液及脓血，伴有恶心、呕吐等消化道症状，外院查大便悬滴动力、制动试验：O1 阳性。大便 PCR 提示 O1 群小川型霍乱弧菌。考虑霍乱诊断明确。患者频繁腹泻，呕吐后出现脱水，尿量少，血肌酐及尿素氮进行性升高，考虑存在急性肾衰竭。

【诊疗经过】

患者入院后完善相关检查，诊断为霍乱、急性肾衰竭、代谢性酸中毒、心肌损害，给予头孢米诺抗感染治疗，以及利尿、补液支持及营养心肌等治疗。监测 Cr、BUN 进行性升高，入院第 6 天查肾功能：Cr 1034 μmol/L，BUN 29.84 mmol/L，尿酸 557 mmol/L；24 小时尿量：350 mL。行股静脉置管、规律血液透析治疗，此后患者尿量逐渐增多，肾功能逐渐恢复，精神、食欲逐渐好转。入院第 15 天查血常规：WBC 6.58×10^9/L，NE% 65.57%，HGB 132.9 g/L，PLT 314.6×10^9/L；PTA 73.3%；尿常规大致正常；电解质正常；肾功能：Cr 158 μmol/L，BUN 7.32 mmol/L，心肌酶谱正常，CRP 10 mg/L，患者病情好转，经上级医生同意，予以出院。住院期间患者肾功能变化、尿量变化见表 17-1、图 17-1。

【确定诊断】

霍乱、急性肾衰竭、代谢性酸中毒、心肌损害。

表 17-1　肾功能变化

入院天数	血肌酐（μmol/L）	尿素氮（mmol/L）
入院第 1 天	473.4	21.54
入院第 2 天	490.0	21.43
入院第 3 天	607.0	21.22
入院第 4 天	747.0	25.00
入院第 5 天	896.4	27.86
入院第 6 天	1034.0	29.84
入院第 7 天	755.8	19.65
入院第 8 天	898.0	21.29
入院第 9 天	682.0	19.00
入院第 10 天	714.0	20.04
入院第 12 天	335.1	17.68
入院第 13 天	269.0	16.64
入院第 15 天	158.0	7.32

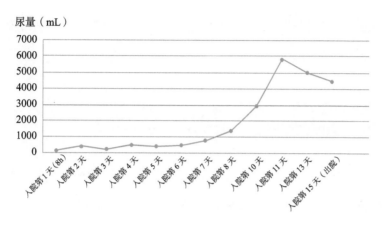

图 17-1 尿量动态变化

病例分析

　　该患者为中年男性，夏季发病，急性病程，主要表现为无痛性剧烈腹泻，大便性状为稀水样便，无黏液及脓血，伴有恶心、呕吐等消化道症状，并出现少尿及肾功能进行性恶化，外院查大便悬滴动力、制动试验：O1 阳性，大便 PCR 发现 O1 群小川型霍乱弧菌核酸阳性。入院后查血象高，以中性粒细胞百分比升高为主，结合流行病学史、临床特征及实验室检查结果，诊断霍乱成立，患者出现尿量少，伴频繁呕吐，血肌酐、尿素氮进行性升高，结合血气分析结果，考虑存在急性肾衰竭、代谢性酸中毒。患者心肌酶升高，考虑心肌损害。患者发病初期，及时应用抗生素抗感染治疗缩短泻吐期和排菌期，为后期治疗奠定了基础。同时，值得注意的是，患者发病时出现腹泻伴频繁呕吐，消化道症状重，此种情况下常规口服补液效果差，临床医生需加强静脉补液。静脉补液疗法适合于中、重度脱水患者和极少数轻度脱水患者（严重呕吐者）。补液原则：早期、迅速、足量，先盐后糖，先快后慢，纠酸补钙，见尿补钾。最初补液时要快速补偿丢失量以恢复循环血量，随后给予维持液量以补偿继续丢失的体液。

钱芳教授病例点评

近些年北京市霍乱疫情以散发病例为主，此患者夏季发病，有可疑不洁饮食史，具有典型的无痛性水样腹泻的表现，符合霍乱的流行病学及临床特征。但部分大肠埃希菌、沙门菌、空肠弯曲菌、轮状病毒等感染可具有相似的表现，早期识别病原尤为重要。虽然传统的细菌培养法仍是病因诊断的金标准，但由于阳性检出率低，在感染性腹泻的检测中分子检测技术是对传统细菌培养法的有效补充，文献报道 FilmArray 胃肠道感染检测卡能够快速检测多种肠道感染的病原体（包括霍乱弧菌、沙门菌、志贺菌、致泻性大肠埃希菌、副溶血弧菌等）。此病例发病后于外院经大便悬滴动力、制动试验初步诊断后行霍乱弧菌核酸检测证实为 O1 群小川型霍乱弧菌。

霍乱的治疗原则为严格隔离，及时补液。抗菌治疗及对症治疗为辅助治疗。此患者在外院初步诊断后即时送至我院住院隔离治疗，及时避免疫情扩散。在疾病急性期根据抗生素敏感试验选用敏感药物可降低疾病严重性，减少腹泻次数，缩短泻吐期和排菌期，常用抗生素有环丙沙星、诺氟沙星、氧氟沙星、头孢哌酮、氨苄西林等。尽快补液是非常有效而简便的支持治疗，及时根据尿量、呕吐物及腹泻情况，制定积极的静脉补液计划，加强监测尿比重、电解质及血气分析动态变化，调整补液量。严重酸中毒的肾衰竭患者要纠正酸中毒和电解质紊乱，必要时采用透析治疗。最终该患者通过及时明确霍乱弧菌感染，采取积极静脉补液、抗感染、营养心肌、改善

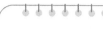

肾功能等治疗，病情好转出院。

【参考文献】

1. 李兰娟，任红 . 传染病学 . 9 版 . 北京：人民卫生出版社，2018：240-243.

2. CLEMENS J D，NAIR G B，AHMED T，et al. Cholera. Lancet，2017，390（10101）：1539-1549.

3. KANUNGO S，AZMAN A S，RAMAMURTHY T，et al. Cholera. Lancet，2022，399（10333）：1429-1440.

4. SOUSA F B M，NOLÊTO I R S G，CHAVES L S，et al. A comprehensive review of therapeutic approaches available for the treatment of cholera. J Pharm Pharmacol，2020，72（12）：1715-1731.

5. 黄瑛，贾蕾，田祎，等 . 2015—2021 年北京市霍乱弧菌病原学和流行特征分析 . 中华流行病学杂志，2022，43（5）：734-738.

（高旭　整理）

病例 18 细菌性痢疾

📋 病历摘要

【基本信息及病史】

患者，女性，26 岁，主因"腹泻 4 天，心前区不适 3 天"于 2018 年 8 月入院。

现病史：患者 4 天前无明显诱因出现腹泻，始为稀便，后转为黏液脓血便，伴有腹痛及里急后重感，排便后腹痛可缓解，10 余分钟 1 次，无呕吐，自觉发热，未测体温，单位卫生所予诺氟沙星治疗，效果不佳。3 天前夜间出现心前区疼痛，压榨感，无大汗，持续无缓解，就诊于北京某医院，查心电图未见异常，超声心动图提示阶段性室壁运动障碍，cTnI 2.91 μg/L，便常规提示 WBC 满视野 /HPF，RBC 大量 /HPF，诊断为"细菌性痢疾、心肌损害"，予喹诺酮及甲硝唑抗感染及补液治疗，今日为进一步治疗，转入我院。病程中，患者精神欠佳，食欲一般，睡眠可，排尿正常。

流行病学史：患者发病季节为夏季，否认不洁饮食史及类似患者接触史，否认输血及血制品应用史，否认疫源地旅居史。

既往史：否认高血压、冠心病、糖尿病病史，否认其他传染病病史，否认食物、药物过敏史，否认手术、外伤史。

【体格检查】

体温 38.3 ℃，脉搏 100 次 / 分，呼吸 20 次 / 分，血压 90/60 mmHg。皮肤弹性减弱，双肺呼吸音清，未闻及干湿啰音及胸膜摩擦音。心界不大，心率 100 次 / 分，心律齐，各瓣膜听诊区未闻及病理性杂

笔记

音，腹部平坦，全腹无压痛及反跳痛，腹部未触及包块，肠鸣音活跃，10 次 / 分，肝、脾、胆囊未触及，Murphy 征阴性，麦氏点无压痛，双侧输尿管无压痛，肝区叩痛阴性。移动性浊音阴性。四肢、关节未见异常，活动无受限，双下肢无水肿，四肢肌力、肌张力正常，生理反射存在，病理反射未引出。

【辅助检查】

血常规：WBC 11.41×10^9/L，NE% 68.8%，HGB 106.2 g/L，PLT 354×10^9/L；异型淋巴细胞计数 2%；CRP 53.9 mg/L。

电解质、肾功能：K^+ 3.48 mmol/L，Cr 39.8 μmol/L，BUN 113 mmol/L。

肝功能：AST 21.1 U/L，ALT 6.9 U/L，TBIL 6.1 μmol/L，DBIL 1.1 μmol/L。

心肌酶：TnI 0.89 μg/L，CK-MB 3.74 ng/mL。

便常规：WBC 10 ～ 15/HPF，RBC 满视野 /HPF，可见吞噬细胞。多次便培养阴性。

心电图：未见异常、未见动态演变。

超声心动图：未见异常。

8 月 26 日肠镜检查：乙状结肠近端及直肠（肛门口至距离肛门 20 cm）黏膜明显充血水肿，尤以直肠为重，散在米粒至黄豆大小溃疡，黄苔，可见少许白色分泌物，病理回报：符合急性细菌性痢疾改变，见图 18-1。

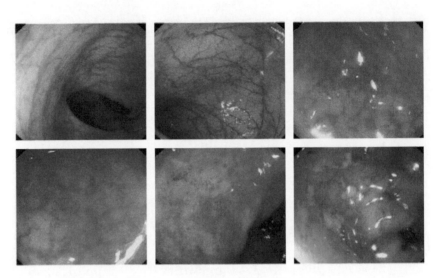

图 18-1 乙状结肠及直肠镜下改变

【初步诊断】

急性细菌性痢疾、心肌损害。

【诊疗经过】

入院后给予病危、一级护理，嘱患者卧床休息，清淡饮食；给予患者左氧氟沙星联合头孢哌酮钠舒巴坦钠抗感染治疗，予果糖二磷酸钠口服液、磷酸肌酸钠改善心肌代谢营养心肌治疗，加强补液、纠正电解质紊乱、调节肠道菌群及止泻治疗。考虑左氧氟沙星存在心脏相关副作用，入院第 2 天停用。经治疗患者未再出现心脏不适，监测肌钙蛋白逐渐下降至正常，监测心电图及心脏超声未见异常。

抗菌治疗 1 周后患者体温正常，腹痛、腹泻好转，复查血常规炎症指标正常，但便常规检查仍可见白细胞 10 ～ 20 个 /HPF，停用头孢哌酮钠舒巴坦钠，肠镜检查示乙状结肠近端及直肠黏膜明显充血水肿，散在米粒至黄豆大小溃疡，黄苔，可见少许白色分泌物，病理回报示符合急性细菌性痢疾改变。患者细菌性痢疾临床诊断明确，

笔记

给予黄连素、蒙脱石散和益生菌等治疗，患者症状逐渐好转，实验室监测指标逐渐好转，见表18-1、表18-2，大便成形，予以出院。

表18-1　血常规＋炎症指标动态变化

日期	WBC（×10⁹/L）	NE%（%）	HGB（g/L）	PLT（×10⁹/L）	CRP（mg/L）
8月14日	11.41	68.80	106.2	354.0	53.9
8月16日	7.56	50.27	106.9	372.8	36.1
8月18日	6.09	32.81	104.2	410.4	0.0
8月30日	5.66	39.11	92.5	410.3	-

表18-2　粪便常规＋潜血试验动态变化

项目	8月14日	8月15日	8月17日	8月25日	8月27日	8月31日	2周后门诊复查	3周后门诊复查
潜血试验	阳性	-	阳性	阳性	阳性	阳性	弱阳性	阴性
便外观	血便	黄色稀便	黄色稀便	褐色软便	血便	黄色软便	黄色软便	黄色软便
便白细胞（个/HPF）	10～15	0～2	满视野	20～28	-	12～15	15～20	-
便红细胞（个/HPF）	满视野	-	4～6	-	满视野	3～5	5～10	-

【确定诊断】

急性细菌性痢疾、心肌损害。

【随访】

患者出院后，嘱咐其注意休息，注意环境及个人卫生，注意饮食，可食少渣无刺激性食物，忌辛辣、生冷食物，出院后继续服用益生菌等药物，2周后于门诊复查便常规，提示便潜血弱阳性，黄色软便，白细胞15～20个/HPF，红细胞5～10个/HPF，3周后门诊复查便常规恢复正常。

病例分析

患者为青年女性，急性起病，表现为发热伴腹痛、腹泻，大便为黏液脓血便，有里急后重感，检查便白细胞≥15个/HPF，可见吞噬细胞，临床诊断细菌性痢疾成立，确诊需要便培养出志贺菌。但患者入院前已经使用抗生素治疗4天，便培养难以获得阳性结果。抗菌治疗可根据临床诊断经验用药，多选用喹诺酮类、三代头孢等抗生素。

患者发病早期出现心前区压榨痛等不适症状，检查发现肌钙蛋白明显升高，院外超声心动图显示阶段性室壁运动障碍，提示心肌损害，考虑可能由细菌内毒素血症造成，治疗以抗感染消除诱因及对症营养心肌为主，并且避免使用有心脏相关副作用的药物。喹诺酮类抗生素被较多文献报道可导致多种心律失常，应避免使用。

细菌性痢疾敏感抗生素治疗的疗程多在3～5天，本病例治疗7天后仍有腹泻表现，应警惕耐药菌感染或合并有其他病因导致的腹泻，完善肠镜检查有助于排除炎症性肠病和肠道肿瘤。

王爱彬教授病例点评

细菌性痢疾是由志贺菌感染引起的肠道传染病，除可引起肠道病变外，其产生的内外毒素还可引起全身多系统损害。志贺菌产生的外毒素即志贺毒素可造成肠毒性、神经毒性及细胞毒性；内毒素可导致发热、血管收缩、弥散性血管内凝血（disseminated intravascular coagulation，DIC）等，可能会造成心肌缺血损害。细菌性痢疾导致心肌损害的相关报道较少，多为儿童，具体机制有待进一步研究。细菌性痢疾诊疗过程中经常会出现临床诊断和经验用药情况，因此对抗生素疗效的评估更为重要，对治疗效果不佳的患者应及时评估并进一步完善检查避免漏诊误诊。

【参考文献】

1. KOTLOFF K L, RIDDLE M S, PLATTS-MILLS J A, et al. Shigellosis. Lancet, 2018, 391（10122）：801-812.

2. MACLENNAN C A, RIDDLE M S, CHEN W H, et al. Consensus report on shigella controlled human infection model：clinical endpoints. Clin Infect Dis, 2019, 69（Suppl 8）：S591-S595.

3. LI C, AI G, WANG Y, et al. Oxyberberine, a novel gut microbiota-mediated metabolite of berberine, possesses superior anti-colitis effect：impact on intestinal epithelial barrier, gut microbiota profile and TLR4-MyD88-NF-κB pathway. Pharmacol Res, 2020, 152：104603.

（穆亚萌　整理）

病例 19　布鲁菌病

病历摘要

【基本信息及病史】

患者，男性，15 岁，主因"发热伴头痛 1 月余"门诊入院。

现病史：患者 1 月余前无明显诱因出现发热，伴畏寒及寒战，体温最高 38.5 ℃，同时伴有头痛、呕吐，呕吐为喷射状，呕吐后头痛可缓解。偶有咳嗽、无痰。逐渐出现视物不清、斜视，无坐立、行走不稳。当地医院行腰椎穿刺示白细胞 94 个 /μL、葡萄糖 1.77 mmol/L、蛋白 120 mg/dL、氯化物 103 mmol/L，头颅 CT 示大脑半球脑沟明显、透明隔间腔横径约 9.6 mm。予以甘露醇降颅压及头孢曲松抗感染治疗，患者症状没有明显改善。复查脑脊液白细胞 8 个 /μL、葡萄糖 1.82 mmol/L、蛋白 118 mg/dL、氯化物 110 mmol/L，抗酸染色及细菌培养均阴性，考虑不排除"结核性脑膜炎"，予以利福平 + 异烟肼 + 吡嗪酰胺抗结核和头孢曲松抗感染治疗，并给予甘露醇降颅压及激素治疗，患者症状有所好转。2 天前查血布鲁菌虎红平板凝集试验阳性，诊断为"布鲁菌病"，为进一步诊疗收入院。患者起病以来，精神可，饮食、睡眠可，二便如常，体重下降 3.5 kg。

流行病学史：患者家中养有牛羊家畜，同学及同村人有多名布鲁菌病患者。

既往史：平素健康状况良好，4 年前因反复出现皮疹，于当地医院诊断为过敏性紫癜，规律治疗 1 年。否认其他传染病病史，否认手术史。

笔记

个人史：患者生于山西省大同市，有布鲁菌病疫区生活史。否认输血及血制品运用史，否认传染病患者密切接触史，预防接种史不详。

【体格检查】

体温 36 ℃，脉搏 75 次 / 分，呼吸 13 次 / 分，血压 125/85 mmHg，皮肤巩膜无黄染，周身未见皮疹，下颌下淋巴结可触及肿大、质韧、活动可。颈部无明显抵抗，四肢、关节未见异常，活动无受限，双下肢无水肿，四肢肌力、肌张力正常，生理反射存在，病理反射未引出。

【辅助检查】

血常规：WBC 9.3×10^9/L、NE% 69.2%、HGB 153 g/L、PLT 293×10^9/L。

CRP 8 mg/L、ESR 12 mm/h。

布鲁菌血清凝集试验：阳性。

脑脊液：压力 180 mmH$_2$O，外观无色透明，白细胞 11 个 /μL、潘氏试验阳性、葡萄糖 2.23 mmol/L、蛋白 75 mg/dL，氯化物正常。脑脊液涂片、抗酸染色均为阴性。

肝功能、肾功能、电解质、便常规未见异常。

γ 干扰素释放测定：A、B 均正常。

心电图：窦性心动过速。

腹部超声：脾大。

肥达反应未见异常。

尿培养、血培养未见异常。

【初步诊断及诊断依据】

初步诊断：布鲁菌病、布鲁菌病脑膜炎可能性大。

诊断依据：患者为男性，急性起病，家中养有牛羊家畜，同学及同村多人罹患布鲁菌病，主要表现为反复发热1月余，布鲁菌虎红平板凝集试验阳性，临床诊断布鲁菌病成立。患者发热伴头痛、喷射状呕吐，伴有视物不清、斜视，外院已予以甘露醇脱水治疗，入院查体颈抵抗不明显，外院脑脊液检查提示葡萄糖和氯化物低下、蛋白升高、白细胞升高、潘氏试验阳性，故考虑布鲁菌病引起的脑膜炎可能性大。

【诊疗经过】

根据患者临床表现、流行病学史及相关化验结果，考虑布鲁菌病合并脑膜炎诊断明确。根据布鲁菌病诊疗共识，布鲁菌病合并脑膜炎予以"多西环素口服，每次0.1 g，每日2次；利福平口服，每次0.6 g，每日1次；复方新诺明口服（甲氧苄啶160 mg/磺胺甲噁唑800 mg），每日2次"治疗，同时予以甘露醇脱水对症治疗。于入院第13天复查脑脊液，结果回报：外观无色透明，白细胞7个/μL、潘氏试验阴性、葡萄糖2.56 mmol/L、蛋白42.7 mg/dL、氯化物122.3 mmol/L。脑脊液涂片、抗酸染色均为阴性。患者患病整个过程的脑脊液动态改变见表19-1。

表19-1 入院前及住院期间脑脊液的动态变化

项目	当地医院	外院	入院第2天	入院第13天
外观	无色透明	无色透明	无色透明	无色透明
总细胞（个/μL）	-	-	11	10
白细胞（个/μL）	94	8	11	7
潘氏试验	阳性	阳性	阳性	阴性
葡萄糖（mmol/L）	1.77	1.82	2.23	2.56
氯化物（mmol/L）	103	110	正常	122.3
蛋白（mg/dL）	120	118	75.00	42.7

笔记

继续目前抗布鲁菌病治疗方案，患者病情平稳，无头痛、发热等不适，查体：神志清，颈软，下颌下淋巴结肿大，心肺未见异常，腹软，无压痛及反跳痛，肝脾肋下未触及。于入院后第24天病情好转后出院。

【确定诊断】

确定诊断：布鲁菌病合并脑膜炎。

病例分析

布鲁菌病又称波状热，是布鲁菌感染所引起的人兽共患性传染病，主要流行于我国西北、东北、青藏高原及内蒙古等牧区。目前已知有60多种家畜、家禽、野生动物是布鲁菌的宿主，与人类有关的主要是羊、牛、猪。我国布鲁菌以羊种流行，其次为牛种，猪种仅存在于少数地区。传播途径主要为3种：①接触传播：皮肤、黏膜直接接触病畜分泌物、皮毛等，如接产羊羔、屠宰病畜、挤奶等；②消化道：进食含有布鲁菌的生奶、加工后奶制品或被污染的饮水及肉类；③呼吸道传播：吸入含有布鲁菌的尘埃，可通过呼吸道黏膜而感染。

本病临床表现各异，轻重不一。潜伏期一般为1～3周，平均2周，也可长达数月甚至1年以上。临床上分为亚临床感染、急性感染、亚急性感染、慢性感染、局灶性感染和复发。临床表现主要以长期发热、多汗、乏力、肌肉关节疼痛、肝脾及淋巴结肿大为特点。

该患者为男性，急性起病，家中养有牛羊家畜，同学及同村多人罹患布鲁菌病，主要表现为反复发热1月余，布鲁菌虎红平板凝集试验阳性，临床诊断布鲁菌病成立。且该患者发热伴头痛、喷射状呕吐，伴有视物不清、斜视，脑脊液检查提示葡萄糖和氯化物低下、蛋白升高、白细胞升高，诊断为布鲁菌病合并脑膜炎。

布鲁菌病主要以抗生素治疗为主，治疗原则为早期、联合、足量、足疗程用药，必要时延长疗程，以防止复发及慢性化。治疗过程中注意监测血常规、肝肾功能等。患者年龄层次不同时应采用不同的治疗方案：无合并症时，对于成人及 8 岁以上儿童，一线推荐常用抗生素为多西环素（6 周）联合利福平（6 周）或链霉素（2 ～ 3 周）；孕妇及 8 岁以下儿童建议利福平（6 周）联合复方新诺明（6 周），但是复方新诺明不可用于孕 12 周以前或孕 36 周以后的患者。合并脑膜炎、脑膜脑炎时，建议三联用药，即多西环素（5 ～ 6 个月）+利福平（5 ～ 6 个月）+复方新诺明（5 ～ 6 个月）或者多西环素（5 ～ 6 个月）+利福平（5 ～ 6 个月）+头孢曲松（1 个月）。

田地教授病例点评

布鲁菌病是由布鲁菌侵入机体引起的一种人畜共患的自然疫源性传染病，在全世界范围内广泛分布，可累及全身各个系统，临床表现复杂多样、轻重不等。布鲁菌侵入神经系统引起的炎症性疾病称作神经型布鲁菌病，主要表现为脑膜炎、脑膜脑炎、脑脊髓膜炎、脊髓炎、急性脑血管病、周围神经病、多发性神经根神经炎等。布鲁菌性脑膜炎临床较少见，其典型神经系统症状是头痛，伴或不伴脑膜刺激征，在疾病发生早期即可出现，易被误诊为结核性脑膜炎等。本病例患者有明确流行病学史，临床症状比较典型，排除结核感染，虎红平板凝集试验阳性、血清凝集试验阳性，结合脑脊液检查结果，诊断布鲁菌病合并脑膜炎，该患者于外院已予以脱水、抗结核治疗，结核治疗方案中包括了利福平等同时也能抗布鲁菌病的药物，故患者入院后炎症指标不高，脑脊液压力未见明显升高。治疗上首选一线推荐药物多西环素、利福平和复方新诺明，病情好转，出院后需继续服用多西环素、利福平和复方新诺明治疗，持续治疗5个月后，复查脑脊液，需长期随访。

【参考文献】

1. FRANCO M P，MULDER M，GILMAN R H，et al. Human brucellosis. Lancet Infect Dis，2007，7（12）：775-786.

2. AMJAD O，RAFIEI A，MARDANI M，et al. A review of the immunopathogenesis of Brucellosis. Infect Dis（Lond），2019，51（5）：321-333.

（张清　整理）

病例 20 皮肤炭疽

📋 病历摘要

【基本信息及病史】

患者，男性，60 岁，主因"右上肢皮肤破损 1 周、发热 2 天"入院。

现病史：1 周前患者右侧上肢烫伤处皮肤伤口恶化，局部破溃并变黑，于当地医院就诊，予以洛芬待因缓释片、阿奇霉素分散片、甲硝唑片口服抗感染对症治疗后患者右上肢肿胀，伤口处皮肤破溃加重，出现黑色焦痂且渗出明显。2 天前患者出现发热，最高体温达 38.6 ℃，伴畏寒、寒战，未给予特殊治疗，为进一步诊治收入院。

流行病学史：患者半月前行电焊工作时右侧上肢皮肤烫伤，未处理。11 天前于当地牧场解剖病牛，其他与该牛接触的人也出现类似症状。

既往史：否认高血压、冠心病、糖尿病病史，否认其他传染病病史，否认食物、药物过敏史，有右手外伤、手术史。

个人史：无其他疫水接触史、疫区旅居史。有吸烟史，吸烟10 余年，约 20 支 / 天，未戒烟。有嗜酒史，饮酒 10 余年，白酒约5 两 / 天，未戒酒。

【体格检查】

体温 36.5℃，脉搏 76 次 / 分，呼吸 20 次 / 分，血压 118/89 mmHg。神志清楚，精神正常。右前臂水肿，尺、桡侧均可见多处直径1.5 ～ 3 cm 斑片状黑色焦痂，焦痂周围皮肤水肿渗出明显，伴有大片疱疹，见图 20-1，右上肢近端及腋下轻度红肿。体表淋巴结未见明显异常。双肺呼吸音粗，未闻及干湿啰音。心脏查体未见异常。腹部平坦，柔软，无压痛及反跳痛，腹部未触及包块，肝、脾、胆囊未触及。双下肢无水肿，四肢、关节未见异常，活动无受限。

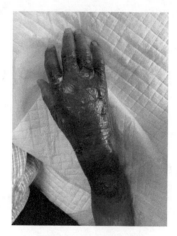

图 20-1　皮肤表现

【辅助检查】

血常规：WBC 16.82×10^9/L、NE% 60.14%、NE 10.10×10^9/L、HGB 132.0 g/L、PLT 308.0×10^9/L；CRP 29.3 mg/L、PCT 0.15 ng/mL、ESR 20.0 mm/h；电解质 K^+ 2.94 mmol/L；凝血、肝肾功能正常。

【初步诊断】

皮肤炭疽？低钾血症。

【诊疗经过】

入院后查结核抗体、布鲁菌凝集试验阴性。胸部 X 线片示两肺纹理明显增多。超声示体表淋巴结未见明显异常，肝胆胰脾肾未见明显异常。病原学检测：北京市疾病预防控制中心检测结果为创面涂抹拭子炭疽芽孢杆菌核酸阳性，诊断为皮肤炭疽，予以严格隔离，给予青霉素钠 400 万 U q6 h 静脉滴注，甲磺酸左氧氟沙星 0.5 g 每日

笔记

1次静脉滴注,患者感染严重,加用盐酸多西环素片0.1 g 每日2次口服,同时使用克林霉素0.6 g q8 h 静脉滴注联合抗感染治疗。患者生化示血钾2.94 mmol/L,考虑存在由原发病引起的中度低钾血症,给予患者补钾对症治疗。

患者入院时体温不高,住院期间未发热。经入院治疗5天后,患者患处皮肤周围水肿渗出较前明显减少。治疗约1周,患者患侧上肢水肿明显好转,疱疹开始结痂。治疗1个月后,患侧黑色结痂部分脱落,见图20-2,复查相关感染指标及其他实验室指标均正常,患者症状好转,病情平稳后出院。

治疗过程中全血细胞分析及炎症指标动态变化见表20-1。

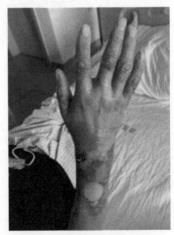

图 20-2 恢复期皮肤表现

表 20-1 全血细胞分析及炎症指标动态变化

入院天数	WBC (×10⁹/L)	NE% (%)	NE (×10⁹/L)	HGB (g/L)	PLT (×10⁹/L)	CRP (mg/L)	PCT (ng/mL)
入院当天	16.82	60.14	10.10	132.0	308.0	29.3	0.15
入院第5天	13.15	70.30	9.24	152.8	312.7	24.2	-
入院第12天	9.06	59.50	5.38	149.0	288.0	0.7	-
入院第28天	7.70	57.00	4.40	149.0	218.0	1.0	-

【确定诊断及诊断依据】

确定诊断：皮肤炭疽、低钾血症。

诊断依据：根据美国疾病控制与预防中心《2010年炭疽病例定义》确定诊断标准第四条，该病例符合炭疽确定诊断标准，依据如下：①流行病学史：北京市疾病预防控制中心报告，发生病死牛疫情养牛场环境检测炭疽杆菌核酸阳性，患者近期宰杀病牛，病牛来自该养牛场，现有5名与牛接触的同事有类似症状。②临床表现：患者主要表现为1周前出现右上肢皮肤伤口恶化，局部皮肤破溃，并出现局部变黑，破溃加重，出现焦痂继而渗出明显，右上肢肿胀。2天前出现发热。③病原学检测：北京市疾病预防控制中心检测结果为血清炭疽芽孢杆菌核酸阴性；创面涂抹拭子炭疽芽孢杆菌核酸阳性。同时根据国家卫生健康委员会2020年发布的《炭疽诊断》标准，结合患者流行病学史、临床表现、核酸检测，诊断皮肤炭疽成立。

病例分析

该患者为老年男性，有皮肤破损史，接触病牛后急性起病，并进行性加重，病程较长。皮损位于右侧上肢，周围皮肤水肿渗出明显，伴有大片疱疹，躯干同侧皮肤可见充血。应与以下疾病鉴别：①疖、痈及蜂窝织炎，其主要好发于面、颈、背、臀部，均疼痛明显，局部呈化脓性改变；②丹毒，皮损起初为红肿斑片，可迅速向周围蔓延，边界清楚；③恙虫病，多位于会阴、肛门、腋窝等处，被恙螨幼虫叮咬处皮肤结成相对较圆的褐色或黑色的痂。该患者入院后血常规WBC、NE、NE%明显升高，CRP、PCT、ESR升高，病原学检测结果示血清炭疽芽孢杆菌核酸阴性，创面涂抹拭子炭疽芽孢杆菌核酸阳性。根据该患者流行病学史、临床症状和体征及相关实验室检查和病原学检测，临床诊断为皮肤炭疽。患者生化示中度低钾血症，考虑系感染引起的电解质紊乱。

炭疽（anthrax）系炭疽芽孢杆菌（bacillus anthracis）所致的动物源性感染病，为人畜共患病。炭疽芽孢杆菌是革兰氏阳性粗大杆菌，无鞭毛，不能运动，见图 20-3，在人及动物体内有荚膜，见图 20-4，具有抗吞噬作用，有利于细菌繁殖；炭疽杆菌在体外不适宜条件下可形成芽孢。炭疽的传染源主要是患病的食草动物，人直接接触或间接接触其分泌物可被感染；患者本身也可作为传染源，传播途径主要为皮肤接触、呼吸道传播及消化道传播。人群普遍易感，且患者多有职业特殊性，如农牧民，屠宰、皮毛加工、兽医及实验室人员。

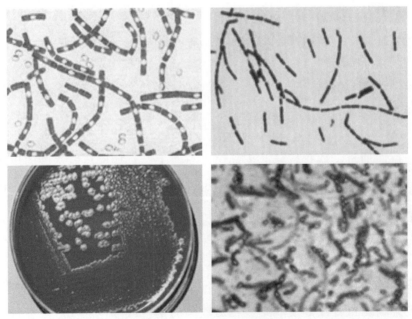

图 20-3 炭疽芽孢杆菌

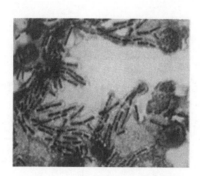

图 20-4　炭疽芽孢杆菌荚膜

炭疽潜伏期一般为 1～5 天，也有短至 12 小时、长至 2 周者。临床上常表现为皮肤炭疽、肺炭疽及肠炭疽，其中以皮肤炭疽最为多见，占 95% 以上。皮肤炭疽皮损多发生于面颈、手、足、上下肢裸露部位，表现为病变中央局部隆起，呈黑色焦痂，区域边界清楚，周围呈现硬性、非可凹性水肿，皮损处无疼痛，可有轻度瘙痒。患者可伴有发热、全身不适、头痛等，皮损附近淋巴结均可肿大。发病机制为炭疽杆菌多通过受损皮肤侵入机体，细菌荚膜及芽孢与吞噬细胞相互作用，并在局部繁殖，释放炭疽外毒素；各种细胞因子与保护性抗原进入细胞后导致局部组织水肿坏死，形成原发病灶；同时被吞噬的炭疽杆菌及抗吞噬的细菌荚膜通过淋巴管和血管播散，从而引起局部出血、坏死、水肿性淋巴结炎、毒血症、菌血症甚至败血症，导致多脏器衰竭、DIC、感染性休克及死亡。在没有接受任何治疗的皮肤炭疽患者中，死亡率大约为 20%。但如诊治及时，几乎不会出现死亡的情况。

皮肤炭疽发病规律见表 20-2、图 20-5。

笔记

表 20-2　皮肤炭疽发病规律

时间	皮肤炭疽皮损特点
第 1 日	皮肤破损部位出现斑疹或丘疹
第 2 日	皮疹顶部出现水疱，内含淡黄色液体，周围组织变硬肿胀
第 3～4 日	病变中心出血坏死，水肿区域扩大
第 5～7 日	坏死部位破溃成浅溃疡，血样渗出物结成硬而黑似炭块状焦痂，下面有肉芽组织生成
第 10 日	焦痂脱落，肉芽组织逐渐愈合

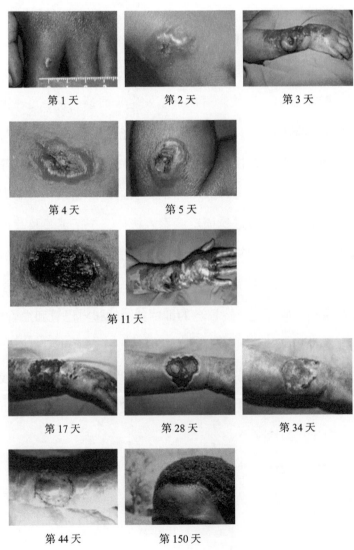

图 20-5　皮肤炭疽发病规律

有 2% ～ 3% 炭疽病例为吸入感染型（肺）炭疽，主因暴露于芽孢中或吸入污染芽孢尘埃所致。患者多急性起病，多在暴露后 2 ～ 5 天出现低热、疲劳和心前区压迫等症状，持续 2 ～ 3 天后，症状突然加重，伴高热、呼吸困难，可有胸痛及咳嗽，咯黏液血痰。肺部体征常只有散在的细湿啰音。胸部 X 线片的主要表现为纵隔影增宽，见图 20-6。胸部 CT 常见纵隔增宽、胸腔积液，见图 20-7。

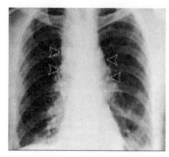
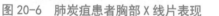
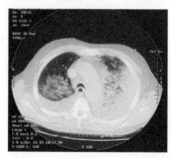

图 20-6　肺炭疽患者胸部 X 线片表现　　图 20-7　肺炭疽患者胸部 CT 表现

3% ～ 6% 炭疽病例为胃肠型炭疽，主要由食入未被煮熟的被炭疽杆菌污染的病畜肉类食品而引起，偶尔可因饮入被炭疽病菌污染的水或牛奶而患病，与患者一起进食的人可相继发病。症状轻重不一，轻者恶心、呕吐、腹痛、腹泻，但便中无血，里急后重不明显，可于数日内恢复；重者可表现为腹痛、腹胀、腹泻、血样便等急腹症症状，易并发败血症和感染、中毒性休克，如不及时治疗常可导致死亡。肠炭疽导致的死亡病例占 25% ～ 60%。

根据炭疽临床表现，还有以下几种类型。①口咽部炭疽：表现为严重咽痛、颈部肿胀、吞咽困难，同时有气管压迫和呼吸困难，颈部和颈下淋巴结肿大。②脑膜炎型炭疽：起病急骤，有剧烈头痛、呕吐、昏迷、抽搐，明显脑膜刺激症状，脑脊液多呈血性，少数为黄色，压力增高，细胞数增多。病情发展迅猛，常因被误诊得不到及时治疗而死亡。③败血症型炭疽：可继发于以上各型，也可直接发生；出现严重的全身中毒症状，高热、寒战，可有感染性休克与DIC表现，皮肤出现出血点或大片淤斑，腔道中出现活动性出血，迅速出现呼吸与循环衰竭；在循环血液中可检测出大量炭疽芽孢杆菌。

田地教授病例点评

　　该患者诊断明确，皮肤感染严重且水肿明显，实验室检查可见白细胞增高，其中中性粒细胞百分比增多。皮肤炭疽确诊主要依赖于病原学检查，可取患者分泌物做细菌涂片和培养获取炭疽芽孢杆菌，此为诊断金标准。同时，免疫荧光法检测患者血清特异性抗炭疽荚膜抗体滴度升高4倍或4倍以上可具有诊断意义。本病例经积极抗感染治疗后明显好转。炭疽抗菌治疗原则是早期、联合、足疗程。根据早期指南和文献报道，青霉素G是治疗本病的首选药物，后由于青霉素酶的产生，青霉素G从一线用药中被删除。现其他一线药物包括喹诺酮类如环丙沙星或者左氧氟沙星，成人一线药物也可使用多西环素。有显著水肿症状及全身症状时，需至少3种抗生素联合抗感染。该患者感染时间较长，皮损已形成黑色焦痂且水肿渗出显著，伴患侧肢体肿胀，同时出现电解质紊乱，遂予以青霉素钠静脉滴注，同时联合甲磺酸左氧氟沙星、多西环素抗感染治疗；克林霉素通过减少炭疽杆菌产生的水肿因子，减轻患者水肿症状，可有效缩短患者病程，足量、足疗程的克林霉素的使用在抗炭疽杆菌感染治疗过程中至关重要。抗炭疽血清对中和血中游离毒素有一定作用，但抗生素疗效很好时少用抗炭疽血清，对中毒症状较重患者可以加用，可肌内注射或静脉滴注，应用前应做过敏试验。皮肤炭疽皮损处切忌抚摸、挤压，以免病原菌扩散产生败血症，若挤压眼鼻危险三角区还可引发脑膜炎。皮损不做外科切开引流，以防感染扩散；可用消毒液，如 1∶2000 高锰酸钾溶液或 2% 的过氧化氢溶液清洗，涂 1% 龙胆紫溶液或抗生素软膏，创面用四环素软膏纱布片覆盖后包扎。患肢可予以固定和抬高。出现严重、弥漫性的水肿时，在应用有效抗菌药的前提下可酌情应用皮质类固醇减轻炎症。皮肤炭疽尽早诊断可控制病情进展、避免或减少并发症，详尽了解患者职业特征及相关病史对诊断皮肤炭疽至关重要。同时，防患于未然对于防控炭疽疫情具有重要意义，首先对于感染的家畜应严格隔离或处死深埋，严禁现场剖检取材、死畜剥皮或煮食，必经焚毁或深埋 2 m 以下。建议对疾病流行地区高风险人群接种减毒活疫苗。一般不在皮肤炭疽感染时使用疫苗。

【参考文献】

1. 中华人民共和国卫生部. WS283—2020 中华人民共和国卫生行业标准：炭疽诊断标准 . 北京：人民卫生出版社，2020.

2. MOAYERI M. Anthrax pathogenesis. Annu Rev Microbiol，2015，69：185-208.

3. ESHRAGHI B. Palpebral anthrax，a rare though important condition in villagers：a case report and literature review. Int J Infect Dis，2020，99：260-262.

4. PILLAI S K. Antimicrobial treatment for systemic anthrax：analysis of cases from 1945 to 2014 identified through a systematic literature review. Health Secur，2015，13（6）：355-364.

（马瑞泽　整理）

病例 21 百日咳肺炎

病历摘要

【基本信息及病史】

患儿,男性,6个月28天,主因"间断痉挛性咳嗽20天"于9月28日入院。

现病史:患儿20天前无明显诱因出现痉挛性咳嗽,夜间为主,咳嗽后面色潮红,咳少量白色黏痰,无鼻塞、流涕,无发热,不伴声音嘶哑,无喘息、气促、呼吸困难等,就诊于当地医院,查CRP正常,胸部X线片示右下肺炎症,诊断为"肺炎",先后给予头孢类(具体不详)、阿奇霉素(具体不详)抗感染及止咳对症治疗,效果不佳。8天前患儿就诊于某儿童医院,化验血常规示WBC 16.47×10^9/L,NE% 16.05%,LY% 78.3%,CRP正常。肺炎支原体IgM抗体、呼吸道合胞病毒IgM抗体、腺病毒IgM抗体阴性。亦诊断为"肺炎",予以环酯红霉素、桔贝合剂等对症治疗6天,咳嗽未见好转。2天前患儿出现鼻塞、流清涕,再次就诊于某儿童医院,复查血常规WBC 21.76×10^9/L,NE% 19.4%,LY% 74.8%,更改治疗方案为阿奇霉素加用鹭鸶咯丸口服。今日再次复查血常规WBC 24.15×10^9/L,NE% 12.7%,LY% 80.4%,胸部X线片示双肺纹理增多,百日咳杆菌核酸检测阳性,考虑为"百日咳"。现患儿日间咳嗽稍改善,夜间仍咳嗽,无痰,伴鼻塞、流清涕,为进一步治疗收住我科。患儿自发病以来,精神食欲可,二便正常,体重无增长。

流行病学史:否认类似患者接触史,尚未接种白百破三联疫苗。

既往史：平素健康状况一般，否认遗传病病史、其他传染病病史，否认食物、药物过敏史，否认手术、外伤史，否认输血及血制品运用史。

生长发育史：母亲胎次 2，产次 2，孕 40$^+$ 周，胎儿出生体重 3.5 kg，出生情况良好，否认发育异常。

【体格检查】

体温 36.8 ℃，脉搏 138 次 / 分，呼吸 26 次 / 分，血压 80/50 mmHg。神志清楚，正常面容，周身未见皮疹。双肺呼吸音粗，未闻及干湿啰音及胸膜摩擦音。心律齐，各瓣膜听诊区未闻及病理性杂音。腹部平坦，全腹无压痛及反跳痛，肝脾肋下未触及，移动性浊音阴性。双下肢无水肿。生理反射存在，病理反射未引出。

【辅助检查】

完善血常规、心肌酶谱、降钙素原、C 反应蛋白检查。血常规：WBC 26.68 × 10^9/L，NE% 11.94%，LY% 82.34%；心肌酶谱：LDH 415.8 U/L，CK-MB 49.2 U/L，HBDH 355 U/L，PCT 0.12 ng/mL；CRP 0.4 mg/L。

【初步诊断及诊断依据】

初步诊断：百日咳、肺炎、心肌损害。

诊断依据：秋冬季节发病。患儿出生 208 天，尚未接种百日咳疫苗，临床表现为痉挛性咳嗽，伴有白黏痰，查体示双肺呼吸音粗，未闻及干湿啰音。化验外周血 WBC 升高，LY% 大于 60%，CRP 正常，百日咳杆菌核酸检测阳性，其余常见呼吸道病原检测（肺炎支原体、腺病毒及呼吸道合胞病毒）阴性，胸部 X 线片提示右下肺炎症，百日咳肺炎诊断明确。患儿 CK-MB 升高，考虑合并心肌损害。

【诊疗经过】

患儿诊断百日咳明确，血象增高且伴有白黏痰，给予阿奇霉素抗感染及化痰对症治疗。患儿 CK-MB 偏高，考虑感染致心肌损害，给予磷酸肌酸钠保护心肌。应用阿奇霉素治疗 7 天后咳嗽、咳痰症状减轻，精神反应好，心肺查体无异常。入院第 12 天复查：血常规 WBC 11.32×10^9/L，NE% 18.24%，LY% 74.34%；心肌酶谱 LDH 334.3 U/L，CK-MB 24.3 U/L，α- 羟丁酸脱氢酶 279 U/L；CRP 0 mg/L。患儿病情好转后出院。

治疗过程中检查结果动态变化见表 21-1。

表 21-1 化验结果动态变化

病程	WBC (×10⁹/L)	NE% (%)	LY% (%)	HGB (g/L)	PLT (×10⁹/L)	CK-MB (U/L)	CRP (mg/L)	PCT (ng/L)
12 天	16.47	16.05	78.30	120	350	-	0.3	-
18 天	21.76	19.40	74.80	123	359	-	-	-
20 天	26.68	11.94	82.34	126	389	49.2	0.4	0.12
26 天	21.15	15.94	77.34	124	431	49.3	0.2	< 0.05
31 天	11.32	18.24	74.34	114	300	24.3	0	-

【确定诊断】

百日咳、肺炎、心肌损害。

病例分析

此患儿为婴幼儿、男性，急性起病，病程短。否认类似患者接触史，尚未接种百日咳疫苗。此患儿临床特点为痉挛性咳嗽，夜间为著，咳少量白色黏痰。此患儿虽未出现呼吸衰竭、百日咳脑病、心源性休克及其他器官衰竭等重症百日咳的临床表现，但仍存在重症病例的高危因素，需引起临床医生的关注。第一，此患儿发病年龄低，合并肺炎，既往文献报道肺炎是百日咳最常见的并发症，年龄越小越容易合并，肺炎是重症百日咳的独立危险因素。第二，此患儿发病到确诊的 20 天内外周血白细胞计数及淋巴细胞百分比呈上升趋势。外周血白细胞升高是百日咳的临床特征之一，既往文献报道，外周血 WBC > 30×10^9/L 是重症百日咳的高危因素，而当外周血 WBC > 70.4×10^9/L 时预示着死亡风险极高。此患儿入院前外周血白细胞计数呈现上升趋势提示病情进展，发展为重症的可能性大。

此外，此患儿从发病到确诊的 20 天内，曾应用大环内酯类抗生素治疗大于 1 周，但综合临床症状改善程度、外周血白细胞计数的变化以及胸部影像的变化分析，治疗效果不满意。分析其中可能的原因：①可能存在混合感染。百日咳患儿合并存在其他病原体感染较常见，例如呼吸道合胞病毒、腺病毒、肺炎链球菌、流感嗜血杆菌及肺炎支原体等，早期病原学检查对于诊断及拟定治疗方案至关重要；②可能对红霉素耐药。既往文献报道百日咳鲍特菌对红霉素耐药高，此患儿病程第 13 ～ 18 天应用红霉素抗感染治疗 6 天，治疗效果不佳，可能与此有关；③抗生素治疗时机不佳。百日咳抗菌治疗效果与用药早晚相关，此患儿发病后首先于当地医院应用头孢类抗生素抗菌治疗，虽其后曾应用阿奇霉素，但错过了有效治疗最佳用药时机。同时部分患儿可能需要合并其他抗生素治疗。

百日咳通常用抗生素治疗，这些抗生素用于控制体征和症状，并防止传播给其他人。推荐用于百日咳治疗的抗生素包括阿奇霉素、克拉霉素、红霉素或甲氧苄啶－磺胺甲噁唑。

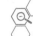

钱芳教授病例点评

我国 2011—2017 年百日咳报告病例以小于 1 岁的婴儿为主，占 64.33%。本病例的难点在于病原学诊断及抗生素选择，此患儿秋季发病，未接种百日咳疫苗，临床表现为痉挛性咳嗽，夜间为著，结合 2017 年《中国儿童百日咳诊断及治疗建议》，符合百日咳临床诊断标准。但此患儿从发病到病因诊断历经 3 周，导致发病早期未能应用特异性抗生素治疗。目前临床上百日咳病因诊断最常用的方法为百日咳细菌核酸检测，发病 3 周内对呼吸道标本进行核酸检测均具有高灵敏度。近年有文献报道显示，因急性呼吸道感染住院的患儿病毒及非典型性病原体的检出率可达 85% 以上，病因包括人鼻病毒、呼吸道合胞病毒、腺病毒、甲 / 乙型流感病毒、副流感病毒、肺炎支原体、冠状病毒等，混合感染的比例可以达到 30%。尽早明确病原体及查明是否合并其他病原体感染，可以尽早采用特异性抗病毒药物以及针对性地选择有效抗菌治疗，防止演变成重症。另外有效的抗生素虽清除了病原，但不会改变疾病的临床过程，应在疾病发作后尽快开始治疗以防止疾病的传播，因此，抗生素治疗的决定经常基于临床诊断，而不仅仅等待实验室确认。对于急性咳嗽的儿童，临床医生认为，如果有阵发性咳嗽或吸气性或刺激性咳嗽，咳嗽可能是由百日咳引起的，应立即使用抗生素进行干预。抗生素的选择还要考虑是否耐药，根据相应的药敏试验选择敏感的抗生素治疗。耐药或不能耐受大环内酯类药物的患者，甲氧苄啶 - 磺胺甲噁唑可用作替代治疗方式。

笔记

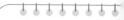

【参考文献】

1. 邓继岿,王红梅,田树凤.儿童百日咳的临床特点及实验室诊断.中华实用儿科临床杂志,2017,32(22):1692-1695.

2. WINTER K, ZIPPRICH J, HARRIMAN K, et al.Risk factors associated with infant deaths from pertussis: a case -control study.Clin Infect Dis, 2015, 61: 1099-1106.

3. YANG Y, YAO K, MA X, et al. Variation in bordetella pertussis susceptibility to erythromycin and virulence-related genotype changes in China(1970—2014). PLoS One, 2015, 10(9): e0138941.

4. MOORE A, HARNDEN A, GRANT C C, et al. Chest expert cough panel. Clinically diagnosing pertussis-associated cough in adults and children: chest guideline and expert panel report. Chest, 2019, 155(1): 147-154.

5. WEN S, LV F, CHEN X, et al. Application of a nucleic acid-based multiplex kit to identify viral and atypical bacterial aetiology of lower respiratory tract infection in hospitalized children. J Med Microbiol, 2019, 68(8): 1211-1218.

(薛晓雨 整理)

病例 22　结核性脑脊膜炎

病历摘要

【基本信息及病史】

患者，男性，49 岁，主因"间断头痛 27 天，发热 23 天"入院。

现病史：患者 27 天前于劳作时出现头痛，呈胀痛，位于双侧颞部，伴有头晕，全身乏力、恶心，无喷射样呕吐。无发热、咳嗽、意识改变、肢体活动障碍等不适。就诊于当地医院，查头颅 CT 提示蛛网膜下腔出血，予以止血、降压、镇痛等对症治疗。其间脑脊液检查提示压力 190 mmH$_2$O，白细胞 627 个 /μL，单核细胞 98.1%，多核细胞 1.9%，蛋白 126.4 mg/dL，葡萄糖 3.6 mmol/L，氯化物 119.9 mmol/L。同时头颅 MRI 提示左顶部软脑膜炎性病变，考虑中枢神经系统感染。乙肝五项，丙肝、梅毒、艾滋病均为阴性。γ 干扰素释放试验 A：60 SFC/10^6，γ 干扰素释放试验 B：72 SFC/10^6。予以抗感染、抗病毒等治疗（具体不详），头痛缓解不明显。23 天前患者出现发热，体温最高 38.5 ℃，伴有畏寒，无明显寒战，仍自觉头痛、头晕、周身乏力明显，后于某部队医院住院治疗，行头颅 CTA 检查未见异常，住院期间行 3 次脑脊液检查，压力分别为 220 mmH$_2$O、大于 330 mmH$_2$O 和 300 mmH$_2$O，脑脊液白细胞升高。先后给予头孢曲松、美罗培南、青霉素抗感染及对症脱水降颅压治疗，第 2 次腰椎穿刺后予以异烟肼＋利福平＋吡嗪酰胺＋乙胺丁醇诊断性抗结核治疗，住院期间头痛好转，仍间断发热，体温最高 39.8 ℃。为进一步诊治入我院。

笔记

流行病学史：否认类似患者接触史，否认输血史。

既往史：平素健康状况一般，高血压 7 年，最高 170/100 mmHg，服用厄贝沙坦氢氯噻嗪降压治疗。糖尿病 1 个月，未规律控制血糖。银屑病 20 余年。手足癣 20 余年。否认冠心病。否认其他传染病病史，否认食物、药物过敏史，否认手术、外伤史。

个人史：农民，无地方病疫区居住史，无传染病疫区生活史，无冶游史，吸烟史 30 年，已戒 15 年，饮酒史 30 年，6～7 两 / 天，已戒 1 个月。

【体格检查】

体温 38.7 ℃，脉搏 102 次 / 分，呼吸 20 次 / 分，血压 128/85 mmHg，神志清楚，全身皮肤黏膜颜色正常，无黄染，周身散在银屑病样脱屑性皮疹，伴有皮肤菲薄发红，全身浅表淋巴结未及异常肿大。颈部强直，双肺叩诊呈清音，双肺呼吸音清，未闻及干湿啰音及胸膜摩擦音，心界不大，心律齐，各瓣膜听诊区未闻及病理性杂音，腹部平坦，全腹无压痛及反跳痛，腹部未触及包块，肝、脾、胆囊未触及，Murphy 征阴性，麦氏点无压痛，双侧输尿管无压痛，肝区叩痛阴性，移动性浊音阴性。四肢、关节未见异常，活动无受限，双下肢无水肿，生理反射存在，双侧 Babinski 征阴性。

【辅助检查】

血常规：WBC 6.45×10^9/L，NE 5.16×10^9/L，NE% 80.01%，LY 0.78×10^9/L，LY% 12.12%，RBC 4.28×10^{12}/L，HGB 135.0 g/L，PLT 157×10^9/L。

CRP 0.8 mg/L，ESR 15.00 mm/h，PCT ＜ 0.05 ng/mL。

肝功能：ALT 25.3 U/L，AST 12.3 U/L，TBIL 11.2 μmol/L，DBIL 4.2 μmol/L，ALB 42.0 g/L。

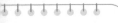

首都医科大学附属北京地坛医院
急性传染病 病例精解

中国医学临床百家

空腹静脉血糖：7.24 mmol/L。

γ干扰素释放试验 A：53 SFC/10⁶，γ干扰素释放试验 B：40 SFC/10⁶。

肾功能、凝血功能、肿瘤系列、特种蛋白正常。

结核抗体、布鲁菌凝集试验均阴性。

辅助性 T 细胞亚群：T 淋巴细胞/淋巴细胞 66.84%，T 淋巴细胞 1003 cells/μL，CD4$^+$T 淋巴细胞 713 cells/μL，CD8$^+$T 淋巴细胞 290 cells/μL，CD4$^+$T 淋巴细胞/CD8$^+$T 淋巴细胞 2.45。

脑脊液检查：外观无色透明，压力＞330 mmH$_2$O。

脑脊液常规：总细胞 330 个/μL，白细胞 200 个/μL，单核细胞 70%，多核细胞 30%。

脑脊液生化：蛋白 118.2 mg/dL，葡萄糖 4.03 mmol/L，氯化物 113.1 mmol/L。

脑脊液涂片未见细菌，抗酸染色、墨汁染色阴性，新型隐球菌抗原阴性。

【初步诊断、诊断依据及鉴别诊断】

初步诊断：中枢神经系统感染、结核性脑膜炎可能性大、高血压、2 型糖尿病、银屑病、手足癣。

诊断依据：患者为中年男性，亚急性发病，主要表现为头痛、头晕、乏力、恶心，后出现发热，无意识改变，查体可见颈项强直，心肺腹未见异常，多次脑脊液检查提示颅内压明显升高，脑脊液白细胞以单核细胞升高为主，脑脊液蛋白显著升高，化验提示 γ 干扰素释放试验阳性，头颅 MRI 提示左侧顶部脑膜部分异常强化，考虑软脑膜炎性改变，考虑诊断结核性脑膜炎可能性大。

鉴别诊断：①化脓性脑膜炎：急性起病，病情进展迅速，可有

138

高热及颅内压升高表现，脑脊液常规提示脑脊液白细胞显著升高，通常大于 500～1000 个 /μL，以多核细胞百分比升高为主，脑脊液蛋白显著升高，葡萄糖和氯化物明显减少。涂片及培养可找到细菌。②病毒性脑膜炎：轻者可无症状，重者可有发热、严重颅内高压症状，甚至抽搐，脑脊液白细胞轻度升高，以淋巴细胞百分比升高为主，脑脊液蛋白轻度升高，葡萄糖和氯化物正常，相关病毒核酸及 IgM 抗体阳性可明确诊断。③自身免疫性脑炎：多见于儿童，可有癫痫发作，脑电图及自身抗体检查可协助诊断。④真菌性脑膜炎：如隐球菌感染，多见于免疫力低下或免疫缺陷患者，脑脊液常规与结核性脑膜炎相似，主要诊断依据是病原学检查，如墨汁染色阳性及病原学阳性。

【诊疗经过】

继续予以异烟肼＋利福平＋吡嗪酰胺＋乙胺丁醇抗结核治疗，甘露醇降颅压对症治疗。入院第 11 天患者体温恢复正常，头痛较前缓解，颅内压下降至 130 mmH$_2$O，脑脊液白细胞较前下降，考虑经验性抗结核治疗有效，继续上述方案抗结核治疗。入院第 20 天患者体温正常，精神食欲好，未再诉头痛、头晕，无明显乏力，好转出院。

患者住院期间脑脊液检查结果动态变化见表 22-1。

表 22-1　脑脊液检查结果动态变化

项目	入院第 1 天	入院第 4 天	入院第 11 天	入院第 16 天
压力（mmH$_2$O）	＞ 330	300	130	120
外观	无色透明	无色透明	无色透明	无色透明
总细胞（个 /μL）	330	410	180	260
白细胞（个 /μL）	200	400	175	180
单核细胞（%）	70	60	80	80
多核细胞（%）	30	40	20	20
蛋白（mg/dL）	118.2	132.0	161.9	143.1
葡萄糖（mmol/L）	4.03	3.65	3.34	2.57
氯化物（mmol/L）	113.1	114.1	105.8	105.5

笔记

【确定诊断】

结核性脑膜炎、高血压 2 级（很高危）、2 型糖尿病、银屑病、手足癣。

病例分析

本病例患者为中年男性，亚急性病程，无结核病类似患者接触史，有高血压病、糖尿病、银屑病等基础病。主要临床表现为间断出现头痛伴头晕、乏力，纳差，发热，脑膜刺激征伴颅内压增高。头颅 MRI 提示左顶部软脑膜炎性病变，血 γ 干扰素释放试验阳性，脑脊液压力增高，脑脊液白细胞升高，以淋巴细胞为主，脑脊液蛋白高、葡萄糖偏低（脑脊液糖 / 同步血糖 < 0.5）、氯化物减低，试验性抗结核治疗后症状减轻，临床诊断结核性脑膜炎可能性大。

结核性脑膜炎病原学诊断的金标准为脑脊液结核分枝杆菌培养阳性或抗酸染色阳性，但脑脊液结核分枝杆菌培养耗时长（临床常用的罗氏培养法检出分枝杆菌生长时间为 4 ～ 8 周），阳性率仅在 25% 左右；指示管培养法检出分枝杆菌生长时间可缩短至平均 2 周左右，仍难以满足临床实际应用需要。脑脊液抗酸染色较结核分枝杆菌培养检出率更低，作为临床早期诊断依据的作用极为有限。此患者曾经被误诊为蛛网膜下腔出血、病毒性脑炎及化脓性脑膜炎，接受对症止血、抗病毒及抗细菌等治疗无效，出现症状约 20 天后开始应用试验性抗结核治疗，可见目前结核性脑膜炎病原学诊断仍是临床实际诊疗的难点。此患者于我院行 T-SPOT.TB 试验阳性，可作为支持结核感染的证据之一。T-SPOT.TB 试验灵敏度和特异度均较高，并且不受卡介苗接种和机体免疫状态的影响，但 T-SPOT.TB 试验不能有效区分活动性结核病或潜伏性结核感染，不能用于排除结核病，临床医生需引起注意。GeneXpert MTB/RIF 检测技术被 WHO 确认为用于诊断肺和肺外结核的方法，文献报道脑脊液 Xpert MTB/RIF 检测对于确诊为结核性脑膜炎患者的灵敏度约为 57%，特异度约为 98%，并且在检测时间、对耐药结核结果报告方面相对于结核菌培养具有明显的优势，但目前临床仍未完全普及。其他抗原、抗体检测的灵敏度和特异度均不理想，尚不适合作为中枢神经系统结核病的诊断和排除依据。通常在高度怀疑结核性脑膜炎的基础上，可开始经验性治疗，无须充足的实验室检查支持。

由于中枢神经系统结核病的严重程度与最终病死率和致残率密切相关，诊断时应以改良的英国医学研究理事会（Medical Research Council，MRC）结核性脑膜炎分期标准进行分期以评估预后。虽然患者 MRC 分期为 I 期，但文献报道中，抗结核治疗过程中有患者可出现 MRC 分期恶化，并且 MRC 分期出现恶化是结核性脑膜炎患者死亡和致残的独立危险因素。中枢神经系统结核病治疗期间，神经功能恶化的最常见原因是并发颅内压增高、脑梗死和脑积水，可以通过临床表现、定期行腰椎穿刺检测脑脊液压力和影像学早期识别以便加强干预。本病的预后主要取决于病情严重程度和治疗是否及时，若能早期诊断，尽快进行系统性治疗，则预后较好；若治疗不彻底或病程迁延，则有 25% 的患者会有神经系统并发症，即使经过适当治疗，本病依然有 1/3 的患者死亡。

钱芳教授病例点评

由于临床表现非特异性及实验室检查的灵敏性不佳,本病例的难点之一是对结核性脑膜炎早期诊断。《2019 中国中枢神经系统结核病诊疗指南》建议,中枢神经系统结核病在缺乏病原学诊断依据的情况下,综合临床表现、脑脊液检查结果、影像学表现和其他部位结核的依据,通过评分进行临床诊断(C 级证据,Ⅲ类推荐)。此患者中枢神经系统结核病的临床诊断评分为 10 分,为疑似病例。在怀疑为中枢神经系统感染时也可以进行诊断性经验性治疗。

结核性脑膜炎的主要治疗包括规范抗结核治疗、抗感染治疗及积极管理并发症。抗结核治疗应遵循早期用药、合理选药、联合用药、系统治疗的原则。强化期应不少于 2 个月,此期的抗结核治疗方案应包括不少于 4 个有效的抗结核药物,并且全疗程不少于 12 个月。糖皮质激素作为抗结核治疗的辅助药物,可以缓解蛛网膜下腔的炎症,降低颅内压力,减轻小血管炎症,对于重症及有脊髓压迫的患者,可以酌情使用糖皮质激素辅助治疗。但此患者合并糖尿病、手足癣等基础疾病,应用糖皮质激素有使血糖进一步升高及真菌感染加重的风险,综合分析患者病情后未给予糖皮质激素治疗。结核性脑膜炎相关并发症包括癫痫发作、颅内压增高、脑积水、脑梗死、低钠血症。此患者在诊疗过程中多次复查脑脊液,脑脊液压力显著升高,目前指南推荐颅内压管理的主要目标应是维持颅内压低于 20 mmHg(约 270 mmH$_2$O),除使用甘露醇和利尿剂外,急性颅内压增高可行腰大池引流,降低脑疝风险。综上,采用规范的抗结核药物、抗炎药物、对症支持等综合性治疗手段,可有效降低结核性脑膜炎患者病死率和致残率,提高治愈率及患者的生活质量。

笔记

【参考文献】

1. 丹尼斯·L卡斯珀，安东尼·S福西.哈里森感染病学.胡必杰，潘钰，高晓东，译.3版.上海：上海科学技术出版社，2019：551-571.

2. 中华医学会结核病学分会结核性脑膜炎专业委员会.2019中国中枢神经系统结核病诊疗指南.中华传染病杂志，2020，38（7）：400-408.

3. 王拥军.神经病学.3版.北京：北京大学医学出版社，2013：139-142.

4. 封彬彬，董芸，林美英，等.三种快速检测方法对结核性脑膜炎早期诊断的价值.中国感染与化疗杂志，2022，22（2）：146-150.

5. 王乐乐，郭建琼，李俊刚，等.结核性脑膜炎治疗研究进展.中华临床感染病杂志，2021，14（5）：392-398.

6. 周晛，汪婷，孙峰，等.成人中枢神经系统结核病的临床特点及预后相关性分析.中华传染病杂志，2022，40（4）：217-223.

（刘柯航　整理）

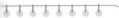

病例 23　李斯特菌脑膜炎

病历摘要

【基本信息及病史】

患者，男性，38岁，主因"发热、头痛2天，意识障碍1天"急诊入院。

现病史：患者2天前出现畏寒、发热，体温最高39℃，伴有头痛，无意识障碍，无喷射性呕吐，无咳嗽、咳痰，无腹痛、腹泻，无尿急、尿痛，外院检查 WBC 13.08×10^9/L、NE% 83%、HGB 158 g/L、PLT 189×10^9/L，给予口服药物治疗（具体不详）。1天前出现意识障碍，呼之不应，不能言语交流，小便失禁，外院检查胸部CT未见明显异常，转诊至我院急诊，给予甘露醇及头孢曲松钠治疗1天无好转，为进一步诊治收入院。

流行病学史：否认经常外出就餐，否认输血及血制品运用史，否认传染病患者密切接触史，预防接种史不详。

既往史：既往体健。否认高血压、冠心病、糖尿病病史，否认其他传染病病史，否认食物、药物过敏史，否认外伤史。

个人史：偶尔饮酒。否认吸烟史，否认疫区居住史，无遗传病史。

【体格检查】

体温36.9℃，脉搏84次/分，呼吸26次/分，血压123/77 mmHg。神志昏迷，急性病容，查体不合作，全身皮肤黏膜颜色正常，无黄染。颈部强直，双肺呼吸音粗，未闻及干湿啰音。心率84次/分，心律齐，未闻及病理性杂音，腹部平坦，全腹无压痛及反跳痛，肝、脾、胆囊未触及，双下肢无水肿。双侧 Babinski 征、Brudzinski 征、Kernig 征阴性，踝阵挛阴性。

【辅助检查】

血细胞分析：WBC 15.90×10^9/L，NE% 93.01%；CRP 525.6 mg/L；PCT 17.97 ng/mL。

电解质：K^+ 3.04 mmol/L，Na^+ 129.9 mmol/L。

血气分析：pH 7.580，PCO_2 2.70 kPa，PO_2 8.58 kPa，HCO_3^- 18.60 mmol/L，SO_2 96.10%。

结核抗体阴性，T-SPOT.TB 阴性。

脑脊液 CMV IgM 阴性、EBV IgM 阴性、HSV 1、2 型 IgM 阴性。

脑脊液乙型脑炎病毒 IgM 阴性，新型隐球菌抗原阴性。

脑脊液常规：外观无色，总细胞数 2600 个/μL，白细胞数 1800 个/μL，单核细胞 15%，多核细胞 85%，潘氏试验阳性。脑脊液生化：蛋白 159.0 mg/dL，葡萄糖 0.62 mmol/L，氯化物 102.9 mmol/L。

脑脊液细菌+真菌培养：革兰氏阳性杆菌。

头部 CT 平扫未见明显异常，腹部超声未见异常。

【初步诊断】

中枢神经系统感染。

【诊疗经过】

患者以发热、意识障碍入院，入院后急查头颅 CT 初步排除脑血管疾病，初步考虑中枢神经系统感染，给予吸氧、监护及对症支持、稳定内环境等治疗，完善腰椎穿刺检查压力大于 300 mmH$_2$O，给予甘露醇脱水治疗。入院监测示血象升高、CRP、PCT 明显升高，脑脊液检查示白细胞、蛋白升高，葡萄糖和氯化物降低，考虑化脓性脑膜炎。患者病情危重应用广谱强效抗生素治疗尽快控制感染，选用可通过血－脑屏障的药物美罗培南治疗。经治疗 1 天后患者神志转清，仍有头痛、发热症状，治疗有效，继续目前治疗不变。经治疗 4 天患者体温基本正常，症状好转，复查血象及炎症指标下降，脑脊液常规及生化好转见表 23-1，给予降阶梯治疗调整抗生素为头孢曲松钠治疗。白细胞动态变化见图 23-1。

表 23-1　脑脊液常规及生化

项目	1 天	3 天	7 天	13 天	20 天	26 天
脑脊液外观	无色	淡黄色	淡黄色	无色	无色	无色
透明度	微混	混浊	透明	透明	透明	透明
总细胞（个 /μL）	2600	1762	509	400	200	80
白细胞（个 /μL）	1800	1162	429	202	136	70
单核细胞（%）	15	48	92	95	90	95
多核细胞（%）	85	52	8	5	10	5
潘氏试验	阳性	阳性	阳性	阳性	阳性	阳性
脑脊液蛋白（mg/dL）	159.0	191.5	195.1	199.3	120.8	92.4
脑脊液葡萄糖（mmol/L）	0.62	2.55	3.95	4.11	3.64	4.20
脑脊液氯化物（mmol/L）	102.9	103.0	102.9	112.9	117.2	118.7

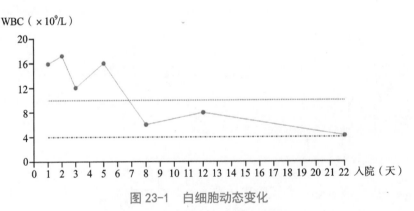

图 23-1　白细胞动态变化

入院第 5 天脑脊液培养回报为李斯特菌，治疗改为青霉素 400 万 U/q4 h，经治疗后头痛缓解，炎症指标继续好转，入院第 6 天复查头颅 MRI 提示 T_1WI 稍低信号灶，T_2WI 稍高信号，符合感染病变炎症阶段表现，患者无相关症状继续观察。共治疗 4 周，患者治愈出院。头部影像变化见图 23-2。

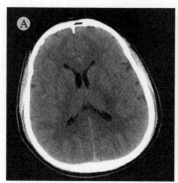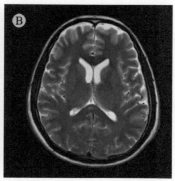

A. 入院第 1 天头颅 CT 平扫未见明显异常；B. 入院第 6 天，头部 MRI 见胼胝体压部小斑片状
异常信号灶。

图 23-2 头部影像

【确定诊断】

李斯特菌脑膜炎。

病例分析

本例患者为中年男性，无基础疾病，无免疫缺陷疾病，以发热、头痛、意识障碍为主要表现，查体颈抵抗阳性，初步考虑中枢神经系统感染。在排除脑血管疾病基础上尽快完善腰椎穿刺检查，发现脑脊液压力高，脑脊液检查白细胞大于 1000 个 /μL、蛋白升高，葡萄糖和氯化物明显降低，符合典型化脓性脑膜炎表现，考虑患者感染重，头孢曲松钠治疗效果欠佳，给予强效广谱抗生素美罗培南治疗，同时给予脱水等对症支持治疗。

抗菌治疗 5 天后评估患者病情稳定好转遂给予降阶梯治疗，经验性调整抗生素为头孢曲松，忽略了对脑脊液涂片为革兰氏染色阳性杆菌这一重要信息的深入分析，幸运的是入院第 6 天脑脊液培养为李斯特菌，复查头颅 MRI 提示 T_1WI 稍低信号灶，T_2WI 稍高信号，符合感染病变炎症阶段表现，治疗及时有效未形成脓肿，遂根据药

笔记

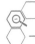

敏结果改为青霉素 400 万 U/q4 h。经治疗后头痛缓解，炎症指标继续好转，体温也逐步下降，治愈出院。

李斯特菌为革兰氏阳性杆菌，孕妇、新生儿、老年人、免疫缺陷者均易感染，免疫正常的人群感染较少。由于李斯特菌可在 -0.4 ~ 45 ℃繁殖，因此在冷藏环境中仍可大量繁殖造成污染，易引起食源性疾病，经粪 - 口途径传播，也可通过胎盘和产道感染，可引起肠道感染、皮肤感染、腹腔感染、心内膜炎、脓肿、脑膜炎、脑脓肿等，病死率较高，为 20% ~ 30%。该菌对头孢类抗生素天然耐药，但是对于青霉素、氨苄西林、美罗培南和复方磺胺甲噁唑通常较敏感。

李斯特菌感染者外周血白细胞、中性粒细胞百分比、C 反应蛋白、降钙素原和红细胞沉降率都会出现不同程度的升高，与其他细菌感染无特异性区别，容易被误诊漏诊。出现中枢神经系统感染时可引起脑膜炎，出现典型的脑膜炎三联征，也可引起脑干脑炎、颅神经损害和脑脓肿。脑脊液检查白细胞数多不超过 1000 个 /μL，葡萄糖和氯化物可无明显下降，有统计只有约 40% 的患者脑脊液会出现葡萄糖和氯化物降低，容易被误诊为病毒性脑膜炎或脑炎。

王爱彬教授病例点评

本病例为一例李斯特脑膜脑炎病例，治疗较顺利，但诊治期间仍存在对病情分析不足的情况。首先本病例为一名健康成年男性，非本病高发人群，入院检查血液及脑脊液均符合典型化脓性脑膜炎表现，与常见的李斯特菌脑膜炎表现略有差异，因患者病情重且存在外院短暂使用头孢曲松史，入院后选用美罗培南治疗取得较好疗效，若无病原学检查支持，不容易考虑到李斯特菌感染。但患者实

笔记

验室检查提示低钠血症、脑脊液涂片见革兰氏阳性杆菌，这对李斯特菌感染有一定的提示性且未被足够重视。

　　患者院外应用头孢曲松钠治疗1天，因为应用时间短而不认为病原体对头孢类抗生素耐药，所以在治疗期间经评估后降阶梯治疗再次选用头孢曲松钠险些造成病情反复。因此对于抗生素降阶梯治疗的原则应是以病原体药敏结果为准，针对性"降窄谱"治疗，而应避免经验性"降级别"治疗。糖皮质激素治疗化脓性脑膜炎存在一定争议，适时适量应用糖皮质激素可减轻粘连、避免颅神经损害，但抗感染疗效不确切的情况下使用糖皮质激素，也可能因抑制炎症反应导致感染扩散及加重，应根据具体情况分析。

【参考文献】

1. 魏超霞，周鹏程，叶倩倩，等.李斯特菌病患者的临床特征.中南大学学报（医学版），2021，46（3）：257-262.

2. 蔡志强，杨菊艳，蒋小燕.单核细胞增生李斯特菌感染的临床特征.中国感染控制杂志，2020，19（10）：900-903.

3. DISSON O, MOURA A, LECUIT M, et al. Making sense of the biodiversity and virulence of Listeria monocytogenes. Trends Microbiol, 2021, 29（9）: 811-822.

4. YOUNG N, THOMAS M. Meningitis in adults: diagnosis and management. Intern Med J, 2018, 48（11）: 1294-1307.

5. LI J, ZHANG Y, ZHANG Q, et al. Application of metagenomic next-generation sequencing for the diagnosis of intracranial infection of Listeria monocytogenes. Ann Transl Med, 2022, 10（12）: 672.

（田雯　整理）

病例 24 流行性脑脊髓膜炎

病历摘要

【基本信息及病史】

患者，女性，10岁4个月，主因"发热、呕吐、皮疹2天"于2月5日入院。

现病史：1天前（2月4日）患者无明显诱因出现周身不适，发热，最高体温38 ℃，自行服用退热药物。当日夜间患者出现呕吐2次，为胃内容物，非喷射性，同时家属发现下肢及手掌部位出现淤斑，未在意。今晨（2月5日）6：00患者自觉头晕，乏力明显，精神极弱，急送至外院，查血常规 WBC 17.9×10^9/L，NE% 90%，HGB 133 g/L，PLT 25×10^9/L，CRP 95 mg/L。PT 30.6 s，PTA 2.5%，APTT 17.4 s，FIB 0.91 g/L。血钾 2.5 mmol/L，CREA 129.9 μmol/L。淤斑涂片提示革兰氏阴性双球菌（细胞内少见），行腰椎穿刺检查，脑脊液压力 300 mmH$_2$O，脑脊液常规示白细胞 20 700 个 /μL，多核细胞 93%，脑脊液生化示葡萄糖 0.90 mmol/L，氯化物 120 mmol/L，蛋白 168.6 mg/dL，脑脊液涂片未找到细菌，脑脊液抗酸及墨汁染色阴性。胸部 X 线片示双肺纹理增多模糊，双侧上肺明显。头颅 CT 检查未见明显异常。诊断为"流行性脑脊髓膜炎"，给予头孢曲松 2 g 抗感染，甘露醇脱水降压及补钾等支持对症治疗。今日下午 2：30 患者神志不清，心电监护提示呼吸 45 次 / 分，心率 170 次 / 分，血压 84/45 mmHg，血气分析（未吸氧）示 pH 7.316，PCO$_2$ 26.1 mmHg，PO$_2$ 57.7 mmHg，HCO$_3^-$ 13 mmol/L，复查 K$^+$ 3.50 mmol/L，CREA

190.8 μmol/L，诊断为"脓毒性休克、Ⅰ型呼吸衰竭、急性肾损害、代谢性酸中毒"。给予气管插管保护气道，补液扩容、多巴胺升压治疗。胃管留置时抽出少量暗红色血性液体，给予去甲肾上腺素冰盐水洗胃，酚磺乙胺止血治疗。为进一步治疗，转至我院。

流行病学史：无类似患者接触史，否认疫区居住史，否认疫水接触史。未接种过流脑疫苗。

既往史：既往体健。否认高血压、冠心病、糖尿病病史，否认其他传染病病史，否认食物、药物过敏史，否认外伤史。

生长发育史：足月顺产，新生儿期健康，母妊娠期体健康，生长发育良好。

【体格检查】

体温38℃，脉搏180次/分，呼吸35次/分，血压95/50 mmHg。神志不清，急性病容，全身散在淤点淤斑，压之不褪色。皮肤温度高、弹性正常，全身浅表淋巴结未及异常肿大。双侧巩膜无黄染，球结膜水肿，睑结膜无苍白、出血，双侧瞳孔等大，直径5 mm，对光反射灵敏，气管插管状态。颈部强直，双肺叩诊呈清音，双肺呼吸音清，未闻及干湿啰音及胸膜摩擦音。心界不大，心率180次/分，心律齐，各瓣膜听诊区未闻及病理性杂音，腹部平坦，肝、脾、胆囊未触及，双下肢无水肿。双侧Babinski征阴性，Kernig征阴性，Brudzinski征阳性。

【辅助检查】

实验室检查结果见表24-1、表24-2。

表 24-1 部分化验结果

化验项目	入院第 1 天	入院第 2 天	入院第 5 天	入院第 8 天	入院第 15 天
血白细胞计数（×10⁹/L）	12.00	14.21	18.11	13.20	6.27
中性粒细胞百分比（%）	94.40	93.90	80.70	76.30	69.66
血小板计数（×10⁹/L）	33.00	22.20	117.00	376.00	306.4
血红蛋白（g/L）	147.00	126.00	96.20	92.00	96.10
C 反应蛋白（mg/L）	535.6	432.8	422.5	325.2	28.4
凝血酶原时间（s）	23.20	22.20	12.60	13.20	12.40
活化部分凝血活酶时间（s）	27.40	25.20	20.90	20.40	24.60
血浆纤维蛋白原（mg/dL）	490.40	477.50	384.90	356.80	285.40
D- 二聚体定量（μg/L）	12500.00	9854.00	1212.00	230.00	198.00
血浆鱼精蛋白副凝试验	阳性	阴性	阴性	-	-
血钾（mmol/L）	3.48	3.01	4.35	4.04	4.32
血肌酐（μmol/L）	146.1	126.1	49.1	52.3	46.7

表 24-2 脑脊液化验结果

项目	入院当天（外院）	入院第 6 天	入院第 16 天
压力（mmH₂O）	300	120	90
外观	黄色浑浊	淡黄稍浑浊	无色透明
白细胞总数（个/μL）	20 700	170	20
红细胞总数（个/μL）	300	10	0
单核细胞（%）	7	18	98
多核细胞（%）	93	82	2
蛋白（mg/dL）	168.6	58.5	19.4
葡萄糖（mmol/L）	0.90	2.12	2.59
氯化物（mmol/L）	120.0	127.5	128.7
脑脊液墨汁染色	阴性	阴性	阴性
隐球菌抗原	阴性	阴性	阴性

入院第 5 日头颅 CT 平扫：头颅 CT 平扫未见明显异常。

入院第 5 日胸部 X 线片：右下肺炎症。

入院第 15 日胸部 X 线片：右下肺炎症较前吸收。

【初步诊断】

流行性脑脊髓膜炎（暴发型、混合型）、脓毒性休克、细菌性肺炎、Ⅰ型呼吸衰竭、急性肾损害、弥漫性血管内凝血、代谢性酸中毒、应激性溃疡出血。

【诊疗经过】

患儿主因"发热、呕吐、皮疹2天"入院，2月4日患者出现周身不适，发热，体温38 ℃，外院腰椎穿刺提示脑脊液白细胞数明显增高，以多核细胞为主，脑脊液葡萄糖低，蛋白明显升高，符合化脓性脑膜炎的改变，结合皮肤散在淤点淤斑且淤斑涂片提示革兰氏阴性双球菌（细胞内少见），可诊断为流行性脑脊髓膜炎。患儿病情变化迅速，发病24小时内即出现休克。入院查体示体温38 ℃，脉搏180次/分，呼吸35次/分，血压95/50 mmHg。神志不清，急性病容，全身散在淤点淤斑，颈项强直。结合外院资料，考虑诊断为流行性脑脊髓膜炎（暴发型、混合型），且存在脓毒性休克、DIC等并发症。入院后使用人工鼻给氧，氧饱和度维持在95%以上，同时给予抗感染、降颅内压预防脑疝、纠正休克、DIC等治疗。①抗感染：头孢曲松0.1 g/（kg·d），分2次静脉滴注，同时加用青霉素40万U/（kg·d），分6次静脉滴注；②防治脑水肿：甘露醇125 mL q4 h脱水，输注白蛋白及利尿对症治疗；③纠正休克：补充晶体及胶体溶液扩充血容量，应用多巴胺升压维持血压；④治疗DIC：输注血小板、血浆及凝血酶原复合物，暂不使用肝素治疗，监测血小板、凝血功能等检查结果；⑤对症支持治疗：静脉营养，抑酸保护胃黏膜，营养心肌等。

经上述治疗，患儿病情逐渐稳定，入院第2天上午拔除气管插管，入院第4天神志转清，精神较弱，心率100～110次/分，呼吸频率在22次/分左右，鼻导管吸氧3升/分，指端氧饱和度95%以上，尿量每小时80 mL以上。患儿颈抵抗程度较前减轻，甘露醇减量至125 mL q6 h。患儿胃管内未再抽出血性液体，后将胃管拔除，继续静脉营养治疗，开始口服营养液。但患儿仍发热，每日最高体温仍高于 39 ℃，偶有咳嗽、咳白色痰。入院第 5 天复查血常规示 WBC 18.11×10^9/L，NE% 80.70%，NE 14.60×10^9/L，HGB 96.2 g/L，PLT 117.00×10^9/L，CRP 422.5 mg/L。复查胸部 X 线片提示右下肺炎症，考虑为院内感染，结合患儿曾气管插管，经验性给予美罗培南抗感染治疗，并给予雾化吸入对症化痰治疗。入院第 6 天复查腰椎穿刺，患儿脑脊液压力 120 mmH$_2$O，常规示白细胞 170 个 /μL，多核细胞 82%，生化示葡萄糖 2.12 mmol/L，氯化物 127.5 mmol/L，蛋白 58.5 mg/dL。患儿脑脊液压力恢复正常后停用甘露醇。患儿体温逐渐恢复正常，入院第 8 天复查血常规示 WBC 13.2×10^9/L，NE% 76.3%，NE 14.60×10^9/L，HGB 92.0 g/L，PLT 376×10^9/L，CRP 325.2 mg/L。患儿血象及 CRP 较前下降，考虑抗感染治疗有效，继续上述方案抗感染治疗。

入院 17 天后患儿一般情况好，体温正常，复查血象正常，脑脊液无异常，胸部 X 线片无明显异常，病情好转出院。

【确定诊断】

流行性脑脊髓膜炎（暴发型、混合型）、脓毒性休克、细菌性肺炎、I 型呼吸衰竭、急性肾损害、弥漫性血管内凝血、代谢性酸中毒、应激性溃疡出血。

病例分析

患儿于流行性脑脊髓膜炎流行高峰季节发病，起病急，病情进展快，有发热、呕吐、精神萎靡等神经系统症状，并伴有全身散在淤点淤斑等典型体征。结合外院腰椎穿刺检查结果及淤斑涂片提示革兰氏阴性双球菌。诊断流行性脑脊髓膜炎明确。患儿起病急骤，病情进展迅速，24 小时内出现脓毒性休克表现，又出现高热、呕吐、意识障碍、颅内压升高等脑膜脑炎表现，故诊断为暴发型、混合型。患儿全身皮肤黏膜广泛淤点、淤斑，胃管留置时抽出少量暗红色血性液体，结合患儿血小板明显减低、凝血酶原时间显著延长、纤维蛋白原下降、D- 二聚体升高、血浆鱼精蛋白副凝试验等结果，诊断为弥漫性血管内凝血。

暴发型流行性脑脊髓膜炎是以起病急骤、病情进展迅速、病死率高为特征的危重症之一，早期诊断和合理干预是降低病死率的关键。该病例为年长儿，症状较为典型，诊断上并无困难，但病情进展迅速给治疗带来一定难度。该患儿在外院时生命体征获得短暂的稳定，入院后首先要进行密切监护，动态监测病情，应每隔半小时观察并记录患儿血压、心率、尿量等情况，并且随时进行动态分析。如果患儿血压出现先升高后又下降现象，尿量一直不多，皮肤出现淤点淤斑，并且这些淤点或者淤斑在短时间内发生融合等现象，表明病情加重，治疗上给予抗感染、降颅压、抑酸保护胃黏膜及对症支持治疗，补充血浆、血小板改善 DIC，必要时采取抗凝等措施。入院第 5 天，患儿持续发热，伴咳嗽、咳白色痰。血象及炎症指标无明显改善，结合前期气管插管经历，复查胸部 X 线片提示右下肺炎症，及时升级抗感染治疗，控制了肺内感染。

流行性脑脊髓膜炎是脑膜炎双球菌造成的，脑膜炎双球菌感染仍然是全球细菌性脑膜炎的主要原因之一。病原体可无症状地定植于多达 35% 健康人群的鼻咽中，而是否发病取决于年龄等多种因素。脑膜炎奈瑟菌可穿过上皮鼻咽屏障，通过血流全身播散，引起侵袭性脑膜炎球菌病，如败血症和（或）脑膜炎。脑膜炎奈瑟菌与血－脑屏障血管内壁人内皮细胞的相互作用是脑膜炎发展的先决条

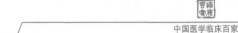

件，细胞因子活化是脑膜炎球菌病发病机制中的重要环节。根据疾病轻重，流行性脑脊髓膜炎可分为轻型、普通型、暴发型、慢性型。普通型最为常见，临床经过有前驱期、败血症期、脑膜炎期、恢复期。暴发型脑脊髓膜炎病情最重，病变主要发生在脑实质，引起脑组织坏死、充血、出血、水肿，颅内压增高，严重者可出现脑疝；如得不到及时治疗，患者可在 24 小时内死亡。暴发型脑脊髓膜炎根据临床表现又分为败血症休克型、脑膜脑炎型、混合型。脑膜炎球菌感染的败血症 / 脑膜脑炎是脑膜炎球菌与宿主内皮细胞相互作用的结果，其在细胞顶端表面上形成微菌落，轻微的菌血症可能导致脑血管的定植，导致细菌性脑膜炎，而大量细菌可在血管广泛的定植，是败血症休克的原因之一。该病例即为最凶险的一种流行性脑脊髓膜炎（暴发型、混合型），病死率较高，不过及时有效的抢救措施可控制病情发展，明显减低患儿病死率。

钱芳教授病例点评

　　该病例患儿临床表现典型，且有病原学依据，诊断上并无困难。但流行性脑脊髓膜炎（暴发型、混合型）是最为凶险的一类流行性脑脊髓膜炎，病死率极高，救治上存在困难，应积极治疗休克，还要注重脑水肿的治疗。文献报道显示，暴发型流行性脑脊髓膜炎存在细胞因子风暴过程，并建议加用糖皮质激素联合静脉免疫球蛋白治疗。糖皮质激素可抑制过度的炎症反应，大剂量静脉免疫球蛋白使脓毒症休克患儿血浆内毒素及外毒素浓度降低，并可通过中和或封闭炎性介质而抑制炎症反应。对于该患儿，首先要维持生命体征的平稳，纠正休克，降颅内压预防脑疝，阻断 DIC 防止休克进一步

笔记

加重，从根源上强力抗感染治疗；其次要密切监测患儿的生命体征、尿量、神志、瞳孔、淤斑变化等。该病例的诊治及时有效，最终得以挽救生命。但该病有长期致残的风险，包括认知缺陷、双侧听力损失、运动障碍、癫痫发作、视力障碍、脑积水和组织坏死导致的肢体感觉丧失等。

【参考文献】

1. ENDRES L M, JUNGBLUT M, DIVYAPICIGIL M, et al. Development of a multicellular in vitro model of the meningeal blood-CSF barrier to study Neisseria meningitidis infection. Fluids Barriers CNS, 2022, 19（1）: 81.

2. DORAN K S, FULDE M, GRATZ N, et al. Host-pathogen interactions in bacterial meningitis. Acta Neuropathol, 2016, 131（2）: 185-209.

3. JAFRI R Z, ALI A, MESSONNIER N E, et al. Global epidemiology of invasive meningococcal disease. Popul Health Metr, 2013, 11（1）: 17.

4. COUREUIL M, JOIN-LAMBERT O, LÉCUYER H, et al. Pathogenesis of meningococcemia. Cold Spring Harb Perspect Med, 2013, 3（6）: a012393.

（孔祥婧　整理）

病例 25　猫抓病

病历摘要

【基本信息及病史】

患者，女性，57 岁，主因"发热 19 天"入院。

现病史：患者于 19 天前无明显原因出现发热，最高体温 38.5 ℃，伴左腋下淋巴结肿痛、畏寒、乏力、食欲不振、咳嗽、咳白稀痰、肌肉酸痛，无明显皮疹、寒战、头痛、恶心、呕吐、腹泻等症状，自服感冒药（具体不详）后发热无明显缓解。一般于下午 3 点后开始发热。就诊于外院，先后给予左氧氟沙星、头孢唑肟静脉滴注治疗，发热无明显缓解，但咳嗽、咳痰、食欲不振、肌肉酸痛缓解。现为进一步诊治转入本院。患者自发病以来神志清楚，精神尚可，食欲可，大小便如常，体重无明显变化。

流行病学史：1 个月前曾被猫抓伤；否认蚊虫叮咬史。

既往史：否认高血压、冠心病、糖尿病病史，否认其他传染病病史，否认食物、药物过敏史，否认手术、外伤史，否认输血史。

个人史：无传染病疫区居住史，否认吸烟、饮酒史，否认输血及血制品运用史，否认疫源地旅居史。

【体格检查】

体温 36.9 ℃，脉搏 80 次 / 分，呼吸 20 次 / 分，血压 120/70 mmHg。左腋下可触及一个大小约 6 cm×4 cm 肿块，质软、活动度可、触痛。余查体未见异常。

【辅助检查】

血常规：WBC 7.09×10^9/L，NE% 62.30%，LY% 24.6%，MO% 12.73%，RBC 4.09×10^{12}/L，HGB 117.8 g/L，PLT 449.3×10^9/L。

血沉 72.00 mm/h；C 反应蛋白 56.6 mg/L。

心肌酶谱：乳酸脱氢酶 370 U/L，肌酸激酶 190.00 U/L，α - 羟丁酸脱氢酶 386 U/L。

汉赛巴尔通体抗体检测（＋）。

痰抗酸染色：未见抗酸杆菌。

痰培养：卡他布兰汉菌、甲型链球菌。

真菌 D- 葡聚糖检测（－）；外斐反应（－）；肥达反应（－）。

巨细胞病毒 DNA 检测＜ 5.0×10^2 copies/mL；EB 病毒 DNA 检测＜ 5.0×10^2 copies/mL，巨细胞病毒抗体检测（－），EB 病毒抗体检测（－）。

ENA 抗体谱均为阴性。

彩色多普勒超声：左侧腋下软组织增厚、回声减低合并淋巴结增大。

胸部 CT 平扫：两肺内未见明显异常征象，左侧腋窝软组织密度影，肿大淋巴结可能性大。

其余检查如尿常规、便常规及潜血试验、肝肾功能等结果均未见异常。

【初步诊断】

发热待查。

【诊疗经过】

入院后患者发热，最高体温 38.5 ℃，伴有咳嗽、白痰，检查 CRP 明显升高，暂时按照上呼吸道感染给予头孢美唑钠、痰热清注射液治疗。入院第 2 天，经检查考虑腋下肿块为淋巴结炎，结合流行病学史考虑猫抓病可能性大，不排除其他病原体感染导致淋巴结炎，改为利福平联合多西环素口服抗菌治疗，同时继续完善检查排除结核病及淋巴结恶性肿瘤等疾病。经治疗患者症状缓解，外送检查汉赛巴尔通体抗体阳性，同时真菌 G 试验阴性、结核 γ 干扰素释放试验阴性、EBV DNA 阴性、胸部 CT 及痰涂片未见结核感染证据，故猫抓病诊断明确，继续上述治疗方案。入院第 16 天，患者病情好转，予以出院。

【确定诊断】

猫抓病。

📋 病例分析

　　本例患者为中年女性，急性起病，病程超过 2 周，主要表现为发热、咳嗽、咳痰，左腋下肿块有触痛，外院给予喹诺酮类及头孢类抗生素治疗效果不佳入我院。患者发热超过 2 周，经外院诊治（具体不详）病因未明，可按不明原因发热思路诊治，结合患者左侧淋巴结肿大伴触痛，考虑感染性疾病导致淋巴结炎或恶性肿瘤侵犯淋巴结导致发热可能性大。①感染性疾病方面：患者入院查血常规基本正常，但 CRP 中等程度升高，结合外院喹诺酮类及头孢类抗生素治疗无效，应警惕如结核菌、真菌、支原体或细胞内菌感染；再结合患者流行病学史考虑猫抓病可能性大，给予经验性治疗，同时检查以排除可疑病原体感染。②恶性肿瘤侵犯至淋巴结方面：完善肿大淋巴结相关收集区的影像学检查和淋巴结病理检查可明确诊断。经检查患者汉赛巴尔通体抗体阳性，诊断猫抓病明确。

　　本例患者主要表现为发热伴左腋下肿块，此症状与淋巴瘤患者可能出现的症状类似，因而极易产生误诊。由于本例患者存在被猫抓伤史，故优先考虑诊断为猫抓病；且后期给予对应的抗菌药物治疗后患

笔记

者病情好转，因而诊断猫抓病成立。若二者难以鉴别诊断，由于猫抓病影像学表现无特异性，因此淋巴结病理检查对猫抓病的诊断尤为重要：早期主要表现为反应性组织细胞及淋巴滤泡增生，可见单核细胞样 B 细胞增生；中期主要表现为星芒状、裂隙状肉芽肿，多数中心为中性粒细胞形成的小脓肿，周围是栅状排列的上皮样细胞、淋巴细胞等，此期表现被认为是猫抓病病理学的特征性表现；后期小脓肿可融合变大破溃或发生纤维化，肉芽肿收缩或消失。

猫抓病是一种由猫等动物抓咬后，汉塞巴尔通体侵入人体而引起的亚急性自限性传染病。临床表现比较多变，轻症居多，以原发性皮肤损害、局部淋巴结肿大、发热及周身不适等为主要特征，严重者会出现急性脑病和意识改变。典型表现为在抓伤或咬伤处出现红斑丘疹，继而出现引流区域淋巴结病，最常见的部位是颈前、腋窝、腹股沟、股部和关节周围，4～8 周后自行消失。大多数患者发病前有猫抓、咬伤史，也有患者无明确接触史，但追踪病史，在有猫出入的地方曾被刺伤皮肤。这是一种自限性疾病，多数免疫功能正常且轻症的患者在 2～4 周内即可自愈；对于重症或免疫功能低下及累及不同组织、脏器的患者，宜及时采用合适的抗菌药物治疗。由于引起猫抓病的病原体为细胞内菌，可使用多西环素、阿奇霉素、利福平等治疗，不建议使用氟喹诺酮类，因为其易使细胞内菌产生变异。本病例应用多西环素、利福平进行治疗，患者病情好转，预后良好。

📋 王爱彬教授病例点评

对于发热超 2 周并且经过医院规范诊疗病原体仍不清楚的患者，应按照不明原因发热思路诊治，其中导致发热的感染性疾病病原体应

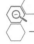
多考虑结核杆菌、真菌、立克次体、寄生虫、细胞内菌等。在导致发热的感染性疾病病原体不清时，可根据病史及实验室检查结果给予经验性治疗。如本病例中患者发病前猫抓伤史为明确诊断提供了方向；实验室病原体检查排除了部分常见病原体感染，血常规及炎症指标检查提示非化脓性细菌感染可能性大，此类病原体多对大环内酯类、四环素类、利福霉素类抗生素敏感，为经验性治疗提供了依据。

此外，猫抓病为罕见疾病，感染科医生应对其病因及疾病特点进行充分掌握。对于猫抓病，引起该病的病原体是细胞内菌，在无法明确诊断、经验性给予广谱抗生素的情况下，难以出现较好的治疗效果；如若患者病情严重、免疫功能低下且合并多脏器损伤，则容易延误治疗。因此，需时刻保持警惕，充分掌握病史，及时排查需要鉴别的疾病，及早给予对应的治疗。

【参考文献】

1. VERMA S K, MARTIN A, MONTERO J A. Atypical cat scratch disease with hepatosplenic involvement. Clin Gastroenterol Hepatol，2017，15（1）：e5-e6.

2. NELSON C A, SAHA S, MEAD P S. Cat-scratch disease in the United States，2005-2013. Emerg Infect Dis，2016，22（10）：1741-1746.

3. LANDES M, MAOR Y, MERCER D, et al. Cat scratch disease presenting as fever of unknown origin is a unique clinical syndrome. Clin Infect Dis，2020，71（11）：2818-2824.

4. GOLDSTEIN E J C, ABRAHAMIAN F M. Diseases transmitted by cats. Microbiol Spectr，2015，3（5）.

5. NAWROCKI C C, MAX R J, MARZEC N S, et al. Atypical manifestations of cat-scratch disease，United States，2005-2014. Emerg Infect Dis，2020，26（7）：1438-1446.

（江周铃　整理）

第三章
寄生虫及其他病原体导致的传染病

病例 26 黑热病

病历摘要

【基本信息及病史】

患者，男性，23岁，主因"发现 HBsAg 阳性 16 年，腹围增大 4 个月，加重伴发热 3 天"于 6 月 29 日入院。

现病史：患者 16 年前发现 HBsAg 阳性，肝功能正常，未规律诊治。4 个月前无明显诱因自觉腹围增大，未予重视。11 天前突发腹痛，为上腹剧烈疼痛，迅速弥漫至全腹，无乏力、恶心、呕吐等不适，急送当地医院，考虑脾大，给予对症止痛后送往外院，查 HBsAg、

HBeAg、HBcAb阳性，HBV DNA 7.86×10^7 IU/mL，肝功能 ALT 35 U/L、AST 44 U/L、TBIL 17.4 μmol/L、GGT 13 U/L、ALB 26.7 g/L，血常规 WBC 1.25×10^9/L、NE% 36.8%、RBC 2.90×10^{12}/L、HGB 91 g/L、PLT 76×10^9/L，腹部超声示巨脾、脾内多发低回声区，考虑脾梗死。腹部CT示肝硬化、脾大、门静脉高压，食管胃底静脉曲张，脾内斑片状或楔形低密度影，梗死灶可能性大，左肺下叶部分膨胀不全，考虑巨脾、脾梗死、肝硬化。给予保肝等对症治疗，行骨穿刺活检（结果未归），患者血红蛋白进行性下降至 57 g/L，给予对症输血治疗。3 天前患者出现发热，体温最高 39 ℃，血常规 WBC 1.16×10^9/L，NE% 37.9%，RBC 2.01×10^{12}/L，HGB 57 g/L，PLT 52×10^9/L。无腹痛、腹泻、黑便，无咳嗽、咳痰等，今为进一步治疗转至我院，门诊以"肝硬化、巨脾"收住我科。自发病以来患者精神饮食欠佳，睡眠可，二便正常，体重增加 9 kg。

流行病学史：患者山西临猗人，长期居住于当地，3 天前于某医院输注血浆及浓缩红细胞，量不详。父亲为乙肝患者，否认其他传染性疾病接触史。预防接种史不详。

既往史：16 年前曾因斜颈行手术治疗。否认高血压、冠心病、糖尿病病史，否认其他传染病病史，否认食物、药物过敏史，否认外伤史。

个人史：否认吸烟史、饮酒史，否认疫区居住史，未婚。

【体格检查】

体温 39 ℃，脉搏 106 次 / 分，呼吸 22 次 / 分，血压 110/70 mmHg。神志清，精神弱。贫血貌、体形消瘦，肝掌阳性、颌下及左腹股沟淋巴结肿大，左下肺听诊湿啰音，腹部膨隆、可疑压痛、无反跳痛，脾大及髂窝，甲乙线 25 cm，甲丙线 35 cm，丁戊线 10 cm，缘钝，轻触痛阴性，移动性浊音可疑阳性。

【辅助检查】

血常规：WBC 1.36×10^9/L，NE% 39.10%，RBC 2.85×10^{12}/L，HGB 82.00 g/L，PLT 65.00×10^9/L。RT 0.07×10^6/μL，RET% 2.470%。

肝功能：ALT 27.6 U/L，AST 39.3 U/L，TBIL 16.5 μmol/L，DBIL 8.9 μmol/L，ALB 22.4 g/L，GLO 76.3 g/L，GGT 17.7 U/L，ALP 50.5 U/L。

电解质、肾功能：K^+ 4.11 mmol/L，Na^+ 123.5 mmol/L，BUN 4.32 mmol/L，CREA 55 μmol/L，GLU 5.20 mmol/L，NH_3 24.0 μmol/L。

凝血功能：PTA 55.0%。

乙肝检查：HBsAg > 250.00 IU/mL，HBeAg 1005.98 S/CO，CORE 11.28 S/CO，HBV DNA 2.00×10^7 IU/mL。

炎症指标：CRP 19.60 mg/L，PCT 0.82 ng/mL，ESR 111.00 mm/h。

腹部超声：肝大，肝弥漫性病变（肝硬化？），脾大。

胸部 CT：双肺底部亚段性肺不张，考虑肝脾大引起膈面升高压迫所致。

【初步诊断及诊断依据】

初步诊断：慢性乙型病毒性肝炎肝硬化活动性失代偿期、脾大、脾梗死、脾功能亢进、全血细胞减少、低蛋白血症、腹水、腹腔感染？肺部感染？

诊断依据：①乙型肝炎肝硬化失代偿期：患者为青年男性，有乙肝家族史，主因"发现 HBsAg 阳性 16 年，腹围增大 4 个月，加重伴发热 3 天"入院，查体肝掌阳性、巨脾、腹水征可疑阳性，外院实验室检查提示 HBsAg、HBeAg、HBcAb、HBV DNA 阳性，肝硬化、脾大、门静脉高压、食管胃底静脉曲张，故诊断。②脾大、脾梗死、脾功能亢进、全血细胞减少：患者进行性腹围增大、腹痛，查体及辅助检查均提示脾大、脾内斑片状或楔形低密度影、全血细胞减少，诊断成立。③低蛋白血症：外院检查示 ALB 26.7 g/L，诊断成立。④腹水、腹腔感染：患者存在肝硬化基础疾病，查体腹部膨隆、移动性浊音可疑阳性，提示腹水。患者院外发热，腹部轻触痛阳性，考虑存在腹腔感染可能。⑤肺部感染：患者院外发热，胸部查体可闻及左下肺湿啰音，需考虑合并肺部感染的可能性，完善肺部影像学检查帮助诊断。

【诊疗经过】

根据患者临床表现、既往史及相关检查结果，入院诊断考虑为慢性乙型病毒性肝炎肝硬化活动性失代偿期、巨脾、脾梗死、脾功能亢进、全血细胞减少、低蛋白血症、腹水、腹腔感染？肺部感染？给予下病危、一级护理，嘱患者卧床休息，避免活动，防止脾破裂，清淡饮食，记尿量；完善实验室检查进一步评估病情；给予对症保肝治疗、头孢噻肟钠舒巴坦钠抗感染、补充白蛋白纠正低蛋白血症、重组人粒细胞刺激因子促进粒细胞生成、输注红细胞悬液、补充造血原料纠正贫血、恩替卡韦抗乙肝病毒等治疗。

患者入院后最高体温 39.6 ℃，经治疗入院第 3 天体温高峰下降，其间进一步完善相关检查以明确病因。痰涂片发现真菌孢子。特种蛋白 IgG 70.60 g/L，C3 0.37 g/L，C4 0.06 g/L，RF 762 IU/mL。自身免疫性肝病：ANA 阳性，核颗粒型 1∶3200，胞浆颗粒型 1∶320，ENA 谱阴性。甲丁戊肝系列、肿瘤系列、异型淋巴细胞、血液疟原虫、Coombs 试验、G 试验、结核 γ 干扰素释放试验均阴性。同时当地转诊医院骨髓涂片回报见可疑寄生虫，复查骨髓涂片未见寄生虫。

入院第 5、第 6 天体温恢复正常，入院第 7 天患者再次发热，体

笔记

温高峰至 39 ℃，继续原治疗方案，再次行骨髓穿刺、细菌、真菌培养等检查以明确病因。

再次复查骨髓穿刺涂片回报：涂片可见巨噬细胞，巨噬细胞内外可见大量杜氏利什曼原虫鞭毛体，符合黑热病。血液查杜氏利什曼原虫抗原及 IgG 抗体阳性，黑热病诊断成立。继续予以保肝、补充白蛋白、抗感染、升白细胞等治疗，给予葡萄糖酸锑钠、两性霉素 B 脂质体序贯治疗，其间复查骨髓穿刺及监测杜氏利什曼原虫抗原阴性，患者症状好转，脾脏较前回缩，好转出院。腹部体征及影像学变化见图 26-1，骨髓穿刺病理结果见图 26-2，腹部超声结果动态变化见表 26-1。

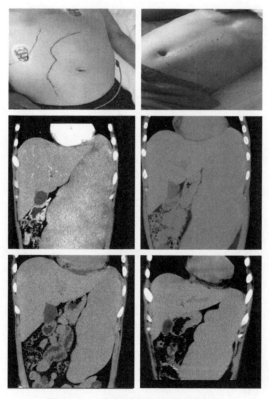

图 26-1　腹部体征及影像学变化

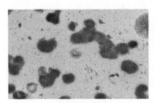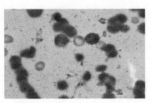

骨髓穿刺涂片，涂片好、染色佳：镜下所见，造血组织增生明显活跃，可见造血小岛及粒系、红系等造血细胞。其中粒红比（ME）≈3.1[正常范围（1.06 ~ 5.18）：1] 巨核 3 ~ 5 个 /10 HPF。可见特殊感染病原体利什曼原虫，见于组织细胞内或散在存在。

图 26-2　骨髓穿刺病理结果

表 26-1　腹部超声结果动态变化

项目（mm）	入院当天	入院第 11 天	入院第 19 天	入院第 38 天	入院第 51 天
肝脏大小	-	-	-	-	正常
左叶厚径	-	86	87	85	-
长径	-	124	125	135	-
右叶斜径	169	200	201	169	-
门静脉宽度	13	14	-	11	10
脾脏	-	-	-	-	-
肋间厚	112	101	101	82	59
脾长	＞100	＞200	＞200	＞200	174
报告	肝大，肝弥漫性病变（肝硬化?），脾大	肝实质回声偏粗，肝脾增大，肝门淋巴结增大，胆囊壁继发改变，胆囊息肉样病变，脾内低回声，梗死灶?	肝实质回声偏粗，肝脾增大，肝门淋巴结增大，胆囊壁继发改变，胆囊息肉样病变，脾内低回声，梗死灶?	肝、脾增大，胆囊壁毛糙，胆囊内沉积物，脾内梗死灶，副脾	肝实质回声偏粗，脾大，胆囊壁毛糙，胆囊多发息肉，肝门区淋巴结肿大，脾内异常回声（梗死灶?）

【确定诊断】

黑热病、脾大、脾梗死、脾功能亢进、全血细胞减少、低蛋白血症、慢性乙型病毒性肝炎。

病例分析

患者为青年男性，慢性乙型病毒性肝炎病史，因"发现 HBsAg

阳性 16 年，腹围增大 4 个月，加重伴发热 3 天"入院，隐匿起病，急性加重，病程长。临床特点为长期慢性乙型肝炎病史伴短时间内腹围增大、腹痛、发热。查体符合肝硬化体征，外院检查支持肝硬化、脾功能亢进、腹水，入院后检查提示 CRP、PCT 升高，血常规三系降低，基本符合肝硬化、腹水感染的临床表现，白细胞降低可能是由于脾功能亢进所致。根据此诊疗思路予以抗细菌感染、纠正粒细胞缺乏及低蛋白血症的对症支持治疗，并完善相关检查，明确有无其他病因。

经治疗患者体温逐渐正常，但其间检查存在诸多疑点：患者高热与 CRP、PCT 升高程度不符合普通细菌感染表现；ESR 110 mm/h、ANA 强阳性难以用目前病情解释；肝大、巨脾与乙肝肝硬化晚期肝脏缩小特征不一致；转诊医院骨髓涂片见可疑寄生虫但复查骨髓涂片阴性。

此后患者病情反复，考虑耐药菌感染、结核感染、真菌感染、自身免疫病导致发热可能，发热及血液系统表现需警惕噬血细胞综合征，此外结合其临床症状、实验室检查结果、骨髓涂片见可疑寄生虫以及山西地方黑热病散发等情况，也应警惕黑热病可能。除继续原治疗方案外，复查骨髓穿刺、细菌、真菌培养等检查。

完善真菌、结核杆菌相关检查结果示阴性，骨髓穿刺可见大量杜氏利什曼原虫鞭毛体，血液查杜氏利什曼原虫 IgG 抗体阳性。至此，患者黑热病诊断明确。根据诊断，治疗首选锑剂，但药物说明书提示严重肝病、粒细胞缺乏症禁忌使用，综合考虑该患者粒细胞缺乏为脾功能亢进所致，可先尝试予以锑剂，如治疗有效脾脏回缩显著，粒细胞缺乏状况将得到改善。如锑剂不良反应较大，可考虑应用两性霉素 B 脂质体，则安全性更高。

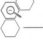
患者有巨脾，但尚无外科脾切除指征，脾切除后不良事件较多，无法确定脾切除能提高治疗效果，建议先使用药物杀虫治疗，观察肝脾变化再决定。基础疾病方面，患者慢性乙型肝炎治疗目前虽无炎症活动证据，但在合并严重疾病打击情况下，可给予核苷类似物抗病毒治疗，待基础疾病治愈后可考虑停药。

王爱彬教授病例点评

本病例为青年男性，急性起病，以发热、肝脾大、全血细胞减少为主要表现。由于患者既往有长期慢性乙型肝炎病史并且未规律诊治，因此首先考虑为肝硬化基础并发感染，经保肝及抗感染治疗有效。但仔细研究本病例会发现存在以下疑点：炎症指标及体温变化与普通细菌感染不完全符合；肝大与晚期乙肝肝硬化不相符；血沉及免疫球蛋白过高难以完全用肝硬化解释；全血细胞减少并有进行性下降趋势；外院血涂片见可疑寄生虫但复查为阴性。此后患者病情反复证实了以上疑点，后续诊疗通常会因警惕噬血细胞综合征、淋巴瘤、恶性组织细胞病等恶性疾病而进一步完善骨髓或肝脾组织病理检查。本病例也是因骨髓检查提供了直接线索，并结合血清特异性抗体得以确诊黑热病。因此如果临床医生对黑热病的临床特点、流行区域有所掌握，会为类似疾病的诊疗方向增加新的选项，并且可以给予相关科室提示，以避免漏诊。

黑热病又名内脏利什曼病，是由杜氏利什曼原虫经媒介白蛉叮咬传播后感染人体所致的传染病。目前，我国黑热病流行区域主要分布于新疆、甘肃、四川等省（自治区），陕西、山西也有少量流行，多以染病动物尤其是病犬为主要传染源。临床表现为长期不规

笔记

则发热、肝脾淋巴结肿大（脾大更为显著）、全血细胞减少、血浆球蛋白增高（导致自身抗体假阳性）等，部分可出现面部、四肢末端及腹部皮肤色素沉着，重者与白血病、淋巴瘤、结核病、伤寒等病症临床表现相似。该病治疗首选 5 价锑制剂葡萄糖酸锑钠，此外两性霉素 B 脂质体、米替福新也有良好疗效。5 价锑制剂为黑热病首选治疗方案，起效快、副作用小，但患者存在肝病和粒细胞缺乏等相对禁忌证，因此使用葡萄糖酸锑钠需要主管医生对相关疾病有充分认识和诊疗经验。葡萄糖酸锑钠对敏感性差的虫株可在完成一个疗程治疗间隔 10 ～ 14 天再治疗 1 个疗程，本病例采用与两性霉素 B 脂质体序贯治疗方案，缩短了整体住院时间，取得了较好疗效。

【参考文献】

1. BURZA S，CROFT S L，BOELAERT M. Leishmaniasis. Lancet，2018，392（10151）：951-970.

2. BHATTACHARYA S K，DASH A P. Elimination of Kala-Azar from the Southeast Asia Region. Am J Trop Med Hyg，2017，96（4）：802-804.

3. 凌攀，王晓凤，赵仪，等 . 2015—2019 年四川省疾控黑热病病例流行特征分析 . 解放军预防医学杂志，2020，38（4）：3.

4. 管立人，高春花 . 利什曼病及其防治 . 寄生虫病与感染性疾病，2018，36（4）：418-424，428.

5. 廖志武，王善青 . 我国 2000—2019 年主要热带病的流行与防治概况 . 中国热带医学，2020，20（3）：9.

（葛子若　整理）

病例 27　疟疾

病历摘要

【基本信息及病史】

患者，男性，32 岁，主因"发热伴发现新型冠状病毒核酸阳性 1 天"入院。

现病史：患者 1 天前开始出现畏寒、发热，伴咳嗽、无痰、咽部不适，最高体温 38 ℃，无鼻塞流涕，无腹痛、腹泻，无尿急、尿痛，海关查新型冠状病毒核酸阳性（ORF 1ab 26.60，N 27.08），为进一步诊治收入院。患者发病以来神志清楚，食欲不佳，大便正常，小便深黄，尿量正常。

流行病学史：否认经常外出就餐，否认输血及血制品运用史，否认传染病患者密切接触史，预防接种史不详。6 个月前在几内亚共和国工作，4 天前经迪拜转机，1 天前回北京。

既往史：否认高血压、冠心病、糖尿病病史，否认其他传染病病史，否认食物、药物过敏史，否认手术、外伤史。

个人史：生于原籍，有传染病疫区生活居住史，已婚，子女体健。

【体格检查】

体温 37 ℃，脉搏 85 次/分，呼吸 16 次/分，血压 95/60 mmHg。神志清楚，精神不振，贫血面容，全身皮肤黏膜轻度黄染，颈软无抵抗，胸部查体未见异常，腹平软，右下腹轻度压痛，可疑反跳痛，肝、脾、胆囊未触及，Murphy 征阴性，麦氏点无压痛，肝区叩击痛阳性，移动性浊音阴性。四肢、关节未见异常，活动无受限，双下肢无水肿，四肢肌力、肌张力正常，腹壁反射正常引出，双侧肱二头肌腱反射、双侧肱三头肌腱反射、膝腱反射、跟腱反射正常引出，双侧 Babinski 征阴性，踝阵挛阴性，扑翼样震颤阴性，Kernig 征阴性，Brudzinski 征阴性。

【辅助检查】

（1）入院时辅助检查结果如下。

血常规：WBC 3.42×10^9/L，NE% 85.7%，HGB 150 g/L，PLT 45×10^9/L。

肾功能均正常；CRP 100.2 mg/L，PCT 7.05 ng/mL；ESR 50 mm/h；SAA 237.8 mg/L；PTA 100%；K^+ 2.94 mmol/L。

肝功能：ALT 45.5 U/L，AST 62.7 U/L，TBIL 22.7 μmol/L，DBIL 8.4 μmol/L；心肌酶正常。

血气分析提示呼吸性酸中毒，pH 7.29，BE −4.9 mmol/L，PCO_2 分压 46 kPa。

RPR 阴性、HIV Ab 阴性；乙肝五项均阴性；HCV Ab 阴性；EBV IgM 阴性；CMV IgM 阴性；CMV DNA 和 EBV DNA $< 5 \times 10^2$ copies/mL，自身抗体均阴性。真菌 G 试验阴性。

血培养未见细菌、真菌。

新型冠状病毒抗体 IgM 阴性，IgG 阳性 11.9 S/CO。

血涂片（入院第 2 天）：可见疟原虫环状体。

心电图：大致正常。

胸部 CT：右肺中叶纤维条索影。

腹部 B 超：肝大、脾大、脾内低回声，脾梗死。

（2）入院 1 周影像学检查结果如下。

入院 1 周查腹部 CT 平扫示脾大，脾内多发低密度灶，感染性病变？缺血改变？请结合临床。胆囊壁稍厚，炎症改变可能。

入院1周复查胸部CT平扫：两肺上叶微结节，考虑为炎性结节，较前片左肺上叶病灶为新发病灶，右肺上叶病灶无显著变化。左肺下叶少许炎症，考虑为病毒性肺炎不除外，较前新发，建议短期复查。右肺中叶少许慢性炎症。左侧胸腔少量积液，较前新发。

（3）实验室指标动态变化见表27-1，体温动态变化见图27-1。

表 27-1　各实验室指标动态变化情况

日期	WBC (×10⁹/L)	NE% (%)	HGB (g/L)	PLT (×10⁹/L)	CRP (mg/L)	LDH (U/L)	PCT (ng/mL)	血涂片 (疟原虫)
8月6日	3.42	85.7	150	45	100.2	366.9	7.05	-
8月7日	4.56	87.9	139	37	99.9	-	133.82	可见疟原虫环状体
8月10日	5.21	65.6	116	44	-	-	46.49	可见疟原虫环状体
8月12日	4.69	48.4	113	66	21.6	347.5	0.56	可见疟原虫环状体
8月16日	4.85	43.4	130	138	20.4	270.5	-	未见疟原虫
8月23日	4.16	48.4	102	230	30.8	1059.6	-	未见疟原虫
8月28日	7.24	63.3	96	362	19.9	906.0	-	-
8月30日	8.66	62.4	103	391	3.4	664.0	-	未见疟原虫
9月2日	7.51	59.8	116	396	0.0	431.0	-	未见疟原虫

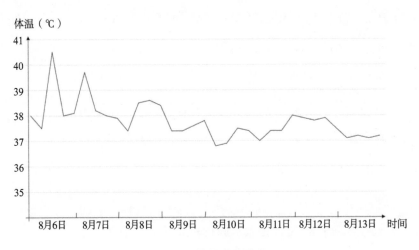

图 27-1　体温动态变化

【初步诊断】

新型冠状病毒感染轻型。

【诊疗经过】

患者入院后最高体温 39.8 ℃，畏寒、发热、咳嗽，初步诊断为新型冠状病毒感染轻型。完善入院检查提示肝损害、呼吸性酸中毒、白细胞减少、血小板减少、低钾血症，给予对症治疗，患者诉尿色深黄，无尿频、尿急、尿痛，检查尿蛋白、尿潜血阳性，可见红、白细胞和细菌，PCT 升高达 7.05 ng/mL，警惕合并泌尿系细菌感染。

患者病情重，入院第 2 天复查 PCT 进一步升高至 133 ng/mL，尿常规未见白细胞及细菌，超声提示肝脾大、脾梗死，难以用新型冠状病毒感染解释，结合患者几内亚共和国旅居史及当地疟疾流行，完善血涂片检查可见疟原虫环状体，考虑恶性疟疾可能性大，给予蒿甲醚 320 mg 治疗 1 天、160 mg 治疗 10 天，双氢青蒿素哌喹 0、8 h、24 h、32 h 各 2 片（治疗总剂量 8 片），并给予泼尼松 40 mg/d 治疗 3 天。

经治疗患者体温高峰下降，使用蒿甲醚 10 日疟原虫转阴，血红蛋白由最低 113 g/L 升至 130 g/L。但患者仍有间断低热，再次出现溶血表现，胆红素升高，血红蛋白由 130 g/L 降至 96 g/L，多次复查疟原虫涂片阴性，考虑疟疾迟发性溶血可能，给予泼尼松 40 mg/d 治疗 2 周，患者症状好转，复查血常规、生化等指标逐渐恢复，好转出院。

【确定诊断】

疟疾、溶血性贫血、脾梗死、新型冠状病毒感染普通型。

病例分析

本例患者为青年男性，有非洲居住生活史，且当地有新型冠状病毒感染流行。入院后患者发热、咳嗽、尿黄，最高体温39.8 ℃，结合机场海关筛查发现新型冠状病毒核酸阳性，诊断新型冠状病毒感染明确，入院检查肝损害、白细胞减少、血小板减少、低钾血症、炎症指标升高，均符合新型冠状病毒感染表现。但患者高热、乏力症状重，与胸部CT表现不完全相符，PCT升高程度难以用新型冠状病毒感染解释，结合患者尿常规可见红、白细胞和细菌，考虑不排除合并泌尿系细菌感染，但反复询问患者无泌尿系症状，需要观察病情变化并进一步检查分析。复查尿常规未再见到白细胞及细菌，此时超声检查提示肝脾大、脾梗死，结合患者高热、肝损害、白细胞及血小板减少，警惕疟疾、伤寒、EBV感染、自身免疫病或血液系统恶性肿瘤。完善相关检查及尿培养，同时考虑到患者有几内亚共和国旅居史且当地疟疾流行，完善血涂片检查，明确诊断为疟疾（恶性疟可能性大）。

以青蒿素类药物为基础的联合治疗（artemisinin-combination therapies，ACTs）是目前疟疾治疗的根本。本患者疟疾治疗中考虑到非洲疟疾流行，疟原虫有对青蒿素有耐药的趋势，并且患者症状较重，故采取联合青蒿素哌喹的治疗方案，同时延长蒿甲醚疗程至10天，直至连续两次疟原虫复查为阴性后停用，经治疗患者症状明显好转，体温暂时恢复正常，溶血停止，监测血HGB升至130 g/L。但停药后患者仍有反复低热，体温高峰波动于37.5～37.8 ℃，复查胸部CT提示病毒性肺炎，考虑此时新型冠状病毒感染进入第2周，警惕新型冠状病毒感染病情进展及合并细菌感染。同时监测患者贫血加重，HGB降至96 g/L，胆红素、乳酸脱氢酶持续升高，考虑再次出现溶血情况，反复查血涂片未见疟原虫，结合疟疾病史考虑为疟疾迟发性溶血，经糖皮质激素治疗溶血逐渐好转，新型冠状病毒核酸转阴后出院。

笔记

王爱彬教授病例点评

　　本病例为新型冠状病毒感染合并疟原虫感染，其新型冠状病毒感染诊断较为顺利，入院后多数实验室检查符合新型冠状病毒感染表现，并且提示病情较重有进一步进展可能，入院 1 周后复查胸部 CT 出现肺炎表现也支持以上分析。当前新型冠状病毒感染呈现全球流行趋势，核酸检查为确诊的主要手段，白细胞尤其是淋巴细胞减少是早期判断病情严重程度的重要指标之一，胸部 CT 变化及 CRP、SAA、IL-6 等炎症指标对病情评估有重要作用。对于有重症发展倾向的患者，尤其是重症高危人群应及时使用抗病毒药物，目前 WHO 推荐药物有奈玛特韦 / 利托那韦、瑞德西韦等，在病情快速进展考虑出现炎症因子风暴期间可使用地塞米松抑制炎症反应，此外可使用特异的免疫球蛋白等治疗新型冠状病毒感染，避免进展为重症、危重症。

　　我国为控制新型冠状病毒疫情对入境患者采取了严格的检疫措施，在入境初期发现了大量输入患者并转入定点医院隔离收治。在医疗机构长期定点收治新型冠状病毒感染的情况下，医生应警惕新型冠状病毒感染背景下的其他疾病。本病例合并疟原虫感染，部分症状及实验室指标与新型冠状病毒感染重叠增加了诊断难度，因此对疟疾流行病学史及辅助检查特点的掌握是避免漏诊的重点。

　　PCT 升高被认为与细菌感染密切相关，病毒感染及局部细菌感染时不会升高。但某些非细菌感染性疾病如疟疾、肾综合征出血热等会出现 PCT 十倍甚至百倍增高的情况，感染科医生应对这些特殊情况有所了解以避免误诊。

　　患者疟疾病情较重，对于重症疟疾首选青蒿素类药物，推荐使

笔记

用静脉制剂青蒿琥酯，因其能尽快达到血药浓度控制病情。我院限于当时情况选用了蒿甲醚注射液治疗，其血药浓度 7 小时达到高峰，为尽快达到有效治疗，联合使用双氢青蒿素哌喹，双氢青蒿素血药浓度约 90 分钟可达到高峰。此外联合用药可达到避免疟原虫耐药的效果。

疟疾迟发性溶血是经青蒿素类药物治疗后疟原虫被完全杀灭仍存在持续溶血的现象，多发生于疟疾流行区外感染疟原虫的旅行者。具体发病机制尚不完全清楚，可能与青蒿素类药物使用、疟色素附着于未被感染的红细胞以及过强的炎症和免疫反应有关，治疗方面可试用糖皮质激素。

【参考文献】

1. 国家传染病医学中心撰写组，李兰娟，张文宏，等 . 疟疾诊疗指南 . 中国寄生虫学与寄生虫病杂志，2022，40（4）：419-427.

2. DE LAVAL F，MAUGEY N，BONET D'OLÉON A，et al. Increased risk of severe malaria in travellers during the COVID-19 pandemic. J Travel Med，2021，28（6）：taab106.

3. CONRAD M D，ROSENTHAL P J. Antimalarial drug resistance in Africa：the calm before the storm? Lancet Infect Dis，2019，19（10）：e338-e351.

4. ABANYIE F，NG J，TAN K R. Post-artesunate delayed hemolysis in patients with severe malaria in the United States-April 2019 through July 2021. Clin Infect Dis，2023，76（3）：e857-e863.

（穆亚萌　整理）

病例 28　急性阿米巴痢疾

病历摘要

【基本信息及病史】

患者，男性，63 岁，主因"腹泻 2 个月"入院。

现病史：患者于 2 个月前无明显诱因出现腹痛、腹泻，解暗红色黏液便，每日 2 ～ 3 次，伴里急后重，排便后腹痛缓解，无发热，患者未予重视。1 个月前腹泻加重，每日 5 ～ 6 次。26 天前开始每日腹泻 7 ～ 8 次，大便情况同前。24 天前于当地医院消化内科就诊，考虑为肠道感染，给予盐酸左氧氟沙星、替硝唑抗感染等治疗；入院后第 3 天查大便发现阿米巴原虫，转感染科治疗，给予甲硝唑口服，每次 0.4 g、每日 3 次；入院后第 14 天改为甲硝唑口服，每次 0.6 g、每日 3 次，大便好转，大部分色黄，含少量暗红色；3 天前改用替硝唑，每次 2.0 g、每日 1 次；2 天前大便查到阿米巴滋养体。患者为进一步明确诊治来我院就诊。病程中，患者精神可，无畏寒、发热，无腹胀，食欲一般，睡眠可，尿量减少。

流行病学史：无类似患者接触史，无不洁饮食史，否认疫源地旅居史。

既往史：患者溃疡性结肠炎病史 30 余年，应用中药治疗，有好转。否认高血压、冠心病、糖尿病病史，否认其他传染病病史，对青霉素、黄连素、磺胺药物过敏，否认手术、外伤史，否认输血及血制品应用史。

个人史：无疫区生活史，居住地卫生条件好，否认吸烟、饮酒史。

【体格检查】

体温 36.8 ℃，脉搏 90 次 / 分，呼吸 20 次 / 分，血压 118/80 mmHg。慢性病容，肝掌可疑。舌上见白色苔藓样附着物。余查体未见异常。

【辅助检查】

（1）入院时辅助检查结果如下。

血常规：WBC 6.60×10^9/L，NE 4.2×10^9/L，LY 2.1×10^9/L，RBC 4.61×10^{12}/L，HGB 133 g/L，PLT 163×10^9/L。

便常规及原虫：黄色稀便，WBC 3 ～ 8 个 /HPF，未见原虫，潜血试验（＋）；便涂片可见疑似酵母菌（＋），未见菌丝。

肝功能：丙氨酸氨基转移酶 16.7 U/L，门冬氨酸氨基转移酶 19.2 U/L，总胆红素 9.6 μmol/L，直接胆红素 3.4 μmol/L，碱性磷酸酶 60.70 U/L，胆碱酯酶 3478 U/L。

腹部超声：肝脏回声偏粗，肝囊肿，胆囊壁毛糙、内息肉，脾稍大。

（2）治疗中辅助检查结果如下。

患者入院后便常规及查原虫结果见表 28-1。

表 28-1 患者入院后便常规及原虫结果

项目	第 1 天	第 3 天	第 8 天	第 11 天	第 21 天
便原虫	未见	阿米巴包囊	可见	阿米巴包囊	未见
便外观	黄色稀便	便中带血	黄色稀便	黄色稀便	果酱样稀便
便白细胞	3 ～ 8 个 /HPF	15 个 /HPF	满视野	几乎满视野	满视野
便红细胞	-	3 个 /HPF	4 ～ 7 个 /HPF	5 ～ 8 个 /HPF	满视野

入院第 12 天便培养：无细菌、真菌生长。

结肠镜见图 28-1：全结肠弥漫性糜烂、水肿、浅表溃疡，表面附着黄白苔。病理检查考虑为溃疡性结肠炎。

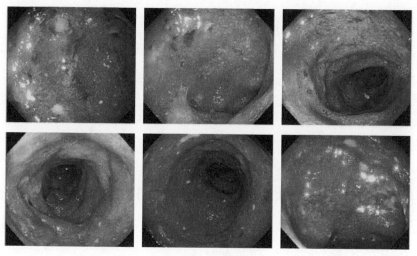

图 28-1　肠镜表现

其余检查结果如血常规、尿常规、肝肾功能、自身免疫性肝病抗体检测等均未见明显异常。

【初步诊断】

急性阿米巴痢疾、口腔念珠菌病、溃疡性结肠炎。

【诊疗经过】

患者入院时结合病史、症状体征、辅助检查，可初步诊断为急性阿米巴痢疾、口腔念珠菌病，故予以替硝唑抗感染、氟康唑抗真菌、胸腺喷丁增强免疫、地衣芽孢杆菌活菌胶囊调节肠道菌群等治疗。经治疗，1周后患者腹泻次数减少、里急后重与腹痛有好转。此后患者病情反复间断出现腹泻及脓血便症状，其间多次复查粪便镜检仍可见阿米巴包囊、未见滋养体。结合患者溃疡性结肠炎病史，考虑患者目前腹泻及脓血便症状为溃疡性结肠炎复发可能性大。完善结肠镜及病理检查支持溃疡性结肠炎复发，加用蒙脱石等药物改善腹泻症状。考虑患者阿米巴痢疾已基本治愈，溃疡性结肠炎为目前主要病变，建议患者至消化科继续治疗。

【确定诊断】

急性阿米巴痢疾、溃疡性结肠炎、口腔念珠菌病。

病例分析

本例患者病程早期出现腹痛、腹泻的症状，解黏液果酱便，伴里急后重；粪便中 2 次查出阿米巴滋养体，同时检查血常规、便培养等排除细菌感染性腹泻，诊断阿米巴痢疾明确。治疗阿米巴感染应使用硝基咪唑类药物（甲硝唑和替硝唑），故给予替硝唑治疗。

患者经治疗症状一度缓解但多次反复，即使在多次粪便检查中已未见滋养体，也仍存在腹泻、脓血便等症状，此时应考虑合并其他肠道疾病，导致疾病迁延不愈。综合其溃疡性结肠炎病史和结肠镜检查结果，考虑为急性阿米巴痢疾合并溃疡性结肠炎复发。结合大便镜检多次见阿米巴包囊未见滋养体，考虑在病程后期，经治疗后阿米巴滋养体被杀灭但肠道内仍有包囊存在，由于患者合并溃疡性结肠炎，黏膜糜烂溃疡引起肠道局部屏障功能不全及免疫功能下降，使肠道环境利于阿米巴包囊反复感染，从而导致阿米巴痢疾迁延不愈。

阿米巴性结肠炎又被称为阿米巴痢疾，是由溶组织内阿米巴寄生于肠道引起的感染性疾病，好发于盲肠、结肠、直肠的各个部位，粪便检查发现伪足活动、吞噬红细胞的溶组织内阿米巴大滋养体，可明确诊断为阿米巴痢疾。但当仅从粪便中检出包囊时，只能诊断为阿米巴感染，不能诊断为阿米巴肠病。治疗阿米巴感染多使用硝基咪唑类药物（甲硝唑和替硝唑），但该类药物仅对滋养体阶段有活性，完成上述疗程后应继续服用糠酯酰胺或巴龙霉素治疗，以完全清除包囊防止复发。

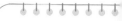

王爱彬教授病例点评

　　本病例的难点在于分析患者病情演变过程中各时段出现血便的原因，这对患者的病情评估、治疗决策的选择都至关重要。在临床症状上，阿米巴肠病与溃疡性结肠炎的表现极为相似，两类患者均存在腹痛、腹泻，伴里急后重、排黏液脓血便、便后腹痛缓解等症状，因而极易发生误诊或漏诊。临床医生在常规治疗阿米巴肠病而症状改善不明显时，应警惕合并其他疾病的情况，如本病例中合并溃疡性结肠炎，或者合并结肠癌。

　　在明确该患者为急性阿米巴痢疾合并溃疡性结肠炎之后，给予何种治疗也极为关键。如单独治疗阿米巴痢疾，则溃疡性结肠炎引发的肠黏膜糜烂溃疡会导致肠道局部屏障功能不全及免疫功能下降，进而容易导致阿米巴原虫反复感染；同时阿米巴原虫感染导致的肠道炎症则可能诱发并加重溃疡性结肠炎。如单独治疗溃疡性结肠炎而使用类固醇类药物，则可能抑制免疫、加重阿米巴原虫感染。因此在条件允许的情况下应先治疗阿米巴痢疾，待感染控制后立即开展溃疡性结肠炎治疗，并同时治疗阿米巴包囊，避免阿米巴痢疾反复。

【参考文献】

1. NOURSE C B, ROBSON J M, WHITBY M R, et al. First report of Entamoeba histolytica infection from Timor-Leste--acute amoebic colitis and concurrent late development of amoebic liver abscess in returned travellers to Australia. J Travel Med, 2016, 23（2）：tav027.

2. THEEL E S, PRITT B S. Parasites. Microbiol Spectr, 2016, 4（4）.

3. GONZALES M L M，DANS L F，SIO-AGUILAR J. Antiamoebic drugs for treating amoebic colitis. Cochrane Database Syst Rev，2019，1（1）：CD006085.

4. 金柯，冯萌，崔婷，等 . 溃疡性结肠炎合并肠阿米巴病一例 . 中华传染病杂志，2021，39（6）：369-370.

5. GRAVITO-SOARES M，GRAVITO-SOARES E，TOMÉ L. What hides behind bloody diarrhea? Gastroenterology，2018，154（8）：2043-2044.

（江周铃　整理）

笔记

病例 29　裂头蚴病

 病历摘要

【基本信息及病史】

患者，男性，18 岁，主因"间断抽搐 2 次"入院。

现病史：患者 1 年余前间断抽搐 2 次，表现为双眼上翻，口吐白沫，持续 3～4 分钟后自行缓解，就诊于外院，头颅 MRI 示右侧顶叶、额叶及颞叶软化、胶质增生，血常规示白细胞及嗜酸性粒细胞均正常，未能明确诊断，给予卡马西平抗癫痫治疗。半年前再次就诊于外院，完善头颅 MRI 及裂头蚴抗体检查，提示裂头蚴抗体可疑阳性，诊断为脑寄生虫病（裂头蚴？），给予口服吡喹酮，300 mg、1 日 1 次，驱虫治疗 9 日。4 个月前复查头颅 MRI 无明显好转，再次给予吡喹酮口服，400 mg、1 日 3 次，治疗 9 日，复查头颅 MRI 无明显变化。1 个月前就诊于北京某医院查曼氏裂头蚴 IgG 抗体阳性，患者为进一步诊治入我院。患者自发病以来，神志清、精神可，饮食、睡眠佳，二便正常，体重及体力无明显改变。

流行病学史：曾食用青蛙肉，无类似患者接触史，无疫区生活史。否认经常外出就餐，否认输血及血制品运用史，否认传染病患者密切接触史，预防接种史不详。

既往史：既往体健，否认高血压、糖尿病病史，否认手术、外伤史，否认食物、药物过敏史。

个人史：否认长期吸烟、饮酒史，否认家族性疾病史。

【体格检查】

体温 36.1 ℃，脉搏 87 次 / 分，呼吸 20 次 / 分，血压 110/70 mmHg。神志清，精神可。角膜反射灵敏，双侧瞳孔等大等圆、对光反射灵敏，颈软无抵抗，四肢活动无受限，四肢肌力、肌张力正常，生理反射正常，双侧 Babinski 征阴性，踝阵挛阴性，扑翼样震颤阴性，Kernig 征阴性，Brudzinski 征阴性。

【辅助检查】

血常规：WBC 5.21×10^9/L、NE% 64.54%、NE 3.36×10^9/L、LY% 26.14%、LY 1.36×10^9/L、EO 0.09×10^9/L、EO% 1.74%、HGB 161.0 g/L、PLT 148×10^9/L；血细胞手工计数：嗜酸性粒细胞：90/mm^3（正常），异型淋巴细胞计数百分比：13%（升高）。

特种蛋白：免疫球蛋白 IgA 0.15 g/L，免疫球蛋白 IgM 0.27 g/L，均偏低。

免疫功能：T 淋巴细胞 572 个 /μL，$CD8^+$T 淋巴细胞 218 个 /μL，$CD4^+$T 淋巴细胞 323 个 /μL。

EB 病毒、巨细胞病毒抗体检测 IgM 均为阴性；电解质、肾功能、CRP、肿瘤系列、肝功能均正常。

心电图：窦性心律。

胸部正侧位 X 线片：未见异常。

头颅 MRI 增强检查：右侧大脑异常信号，考虑慢性感染性病变可能，见图 29-1。

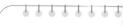

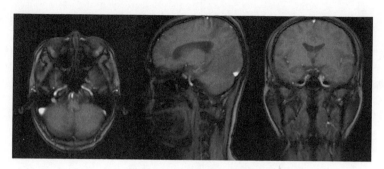

图 29-1　头颅 MRI 增强

【初步诊断】

脑寄生虫病（裂头蚴）。

【诊疗经过】

患者为青年男性，有食用青蛙史，主要表现为反复癫痫发作，MRI 检查提示右枕叶、侧脑室三角区附近长 T_1、长 T_2 不规则占位，考虑为颅内脑实质炎性伴水肿。外院查血裂头蚴 IgG 阳性，根据患者临床表现、流行病学史及外院化验结果，临床诊断为脑裂头蚴病。入院后完善检查，头颅 MRI 检查提示无明显占位效应，脑室大小形态基本正常，无明显室旁水肿，经神经外科会诊无外科手术指征，给予阿苯达唑 400 mg、1 日 2 次口服驱虫治疗，卡马西平抗癫痫治疗。患者病情平稳，无特殊不适症状，复查头颅 MRI 提示病灶较前好转后出院。

【确定诊断】

脑裂头蚴病。

病例分析

本例患者以间断抽搐发作为主要症状，外院检查头颅 MRI 示右侧顶叶、额叶及颞叶软化、胶质增生，裂头蚴抗体检查阳性，结合其发病前有进食青蛙史，考虑诊断为脑裂头蚴病。脑裂头蚴病患者多数有不洁饮食史，临床表现以癫痫发作为主，血清学抗体阳性结合典型的影像学表现即可做出临床诊断，其确诊可以通过粪便检查、免疫学检测、MRI、病理学检查、临床症状来进行综合判断。

脑裂头蚴病最有效的治疗手段是手术摘除病灶，本病例外院综合分析病情后选用吡喹酮治疗，因治疗效果欠佳入院。入院后完善检查及经神经外科会诊考虑无明显占位效应，脑室大小形态基本正常，无明显室旁水肿，暂无神经外科处理指征。我院继续内科治疗，选用口服阿苯达唑治疗方案，经治疗复查头颅 MRI 提示病变较前略有好转，患者出院后继续口服阿苯达唑，定期随访。

王爱彬教授病例点评

　　脑裂头蚴病是由曼氏迭宫绦虫的中绦期幼虫寄生于脑部所致的疾病，脑裂头蚴病确诊需要在组织中取出虫体，头部 MRI 典型的"绳结状"强化、虫体移行隧道，以及裂头蚴抗体检查是辅助诊断的有效方法，但血液中裂头蚴抗体与其他寄生虫存在交叉反应。本病例患者以间断发作的癫痫为主要症状，检查提示颅内炎症病变，曼氏裂头蚴 IgG 抗体阳性，结合曾食用青蛙肉，因此综合考虑后临床诊断为脑裂头蚴病。

　　裂头蚴病最有效的治疗手段是手术摘除病灶，对难以摘除的部位可以考虑介入治疗，本病例多次头颅 MRI 检查未见明确占位病灶，不适用于手术摘除治疗。外院应用吡喹酮治疗后疗效不佳，多数文献也认为常规剂量的吡喹酮治疗裂头蚴病效果不佳，但有文献显示50 mg/（kg·d）超大剂量的吡喹酮10天疗程方案可达到手术治疗相似的疗效，这对类似病例的治疗有参考价值，但应警惕超大剂量吡喹酮治疗的药物副作用。阿苯达唑对绦虫治疗效果较好，并且与吡喹酮比较具有副作用低、脑脊液血药浓度较高的特点，我院在原有治疗的基础上给予了大剂量的阿苯达唑治疗方案取得了较好疗效，但只为个例病案，仍需要更多实践验证。

【参考文献】

1. KUCHTA R，KOŁODZIEJ-SOBOCIŃSKA M，BRABEC J，et al. Sparganosis（Spirometra）in Europe in the molecular era. Clin Infect Dis，2021，72（5）：882-890.

2. ADLER B L，KIM G H，KIM D D. Image gallery：cerebral and subcutaneous sparganosis. Br J Dermatol，2020，182（5）：e158.

3. HONG D，XIE H，WAN H，et al. Efficacy comparison between long-term high-dose praziquantel and surgical therapy for cerebral sparganosis：a multicenter retrospective cohort study. PLoS Negl Trop Dis，2018，12（10）：e0006918.

4. 叶善可，徐烈，黄琴，等 . 8 例脑曼氏裂头蚴病的流行病学特点、临床特征、影像学表现与预后分析 . 中国寄生虫学与寄生虫病杂志，2018，36（2）：144-147.

5. LIU Q，LI M W，WANG Z D，et al. Human sparganosis，a neglected food borne zoonosis. Lancet Infect Dis，2015，15（10）：1226-1235.

（张婷玉　整理）

病例 30 隐球菌脑膜炎

病历摘要

【基本信息及病史】

患者，男性，48 岁，主因"间断发热、头痛 1 月余，加重 4 天"入院。

现病史：患者 1 月余前无明显诱因出现发热，不伴畏寒、寒战，最高体温 38.5 ℃，伴头痛，自觉为全头痛，性质为刀割样，程度剧烈，持续 5～6 分钟可逐渐缓解，头痛发作间期无不适，每天发作次数不等，伴有乏力，未进一步诊治。后上述症状逐渐加重，持续发热、头痛，20 天前呈卧床状态，但患者仍未就医。4 天前出现视物模糊，3 天前出现神志不清，伴有幻觉，就诊于某部队医院查头颅 CT 提示胼胝体膝部右侧低密度灶。行腰椎穿刺，脑脊液压力＞ 320 mmH$_2$O，脑脊液白细胞 32 个 /μL，脑脊液涂片见到新型隐球菌，考虑隐球菌脑膜炎，予以两性霉素 B 抗真菌，为进一步诊治入我科。

流行病学史：发病前 1 个月有鸽子接触史。

既往史：平素健康状况良好，否认高血压、冠心病、糖尿病病史，否认其他传染病病史，否认食物、药物过敏史，否认手术、外伤史。

个人史：无业，否认地方病疫区居住史，否认传染病疫区生活史，否认冶游史，否认吸烟、饮酒史。

【体格检查】

体温 36.8 ℃，脉搏 82 次 / 分，呼吸 20 次 / 分，血压 162/115 mmHg。

神志不清，急性病容，查体欠合作，全身皮肤黏膜颜色正常，未见皮疹，全身浅表淋巴结未及异常肿大。眉毛无脱落，眼睑水肿，眼球运动正常，双侧巩膜无黄染，球结膜充血、水肿，睑结膜无苍白、出血，角膜透明，无瘢痕，角膜反射灵敏，双侧瞳孔不等大等圆，左侧 2 mm，右侧 3.5 mm，双侧瞳孔对光反射欠灵敏。听力差，双侧耳郭无畸形，外耳道无异常分泌物，乳突无压痛。颈部强直，心、肺、腹部查体未见异常，四肢肌力及肌张力正常。双侧 Babinski 征阴性，Kernig 征阴性，Brudzinski 征阳性。

【辅助检查】

血常规：WBC 11.13×10^9/L，NE% 87.61%，LY% 4.32%，EO% 0.10%，RBC 5.61×10^{12}/L，HGB 164.40 g/L，PLT 156×10^9/L。

CRP 16.8 mg/L，PCT ＜ 0.05 ng/mL，ESR 7.0 mm/h。

肝功能：ALT 66.3 U/L，AST 17.7 U/L，TBIL 23.2 μmol/L，DBIL 11.0 μmol/L，TP 64.5 g/L。

电解质 + 肾功能 + 血糖：Na^+ 130.6 mmol/L，Cl^- 94.7 mmol/L。CREA 52.0 μmol/L，GLU 10.10 mmol/L。

真菌 D- 葡聚糖检测 164 pg/mL。

血新型隐球菌抗原阳性反应。

乙肝五项、丙肝、梅毒、HIV 抗体均为阴性。

结核抗体阴性。

脑脊液检查：外观无色透明，压力 ＞ 330 mmH₂O。

脑脊液常规：总细胞 550 个 /L，白细胞 50 个 /μL，单核细胞 88%，多核细胞 12%。

脑脊液生化：蛋白 71.6 mg/dL，葡萄糖 0.25 mmol/L，氯化物 108.9 mmol/L。

笔记

脑脊液涂片见到真菌孢子。

脑脊液墨汁染色见到新型隐球菌。

脑脊液新型隐球菌抗原阳性。

脑脊液抗酸染色未见抗酸杆菌。

头颅 MRI：灶性脑白质脱髓鞘改变。

【初步诊断及诊断依据】

初步诊断：新型隐球菌脑膜脑炎、视神经损伤、听神经损伤。

诊断依据：患者为中年男性，亚急性起病。发病前有鸽子的接触史，以间断发热、头痛伴有乏力，视物模糊，神志不清为主要表现。查体示昏迷状态，颈抵抗阳性，球结膜水肿，瞳孔对光反射欠灵敏，双侧瞳孔不等大，左侧 2 mm，右侧 3.5 mm。颅脑 CT 示胼胝体膝部右侧低密度灶。脑脊液检查示压力 > 320 mmH$_2$O，白细胞 32 个 /μL，脑脊液涂片见到隐球菌。诊断隐球菌脑膜脑炎明确。

【诊疗经过】

予以两性霉素 B 脂质体联合氟胞嘧啶抗真菌治疗，积极甘露醇脱水及补液支持治疗。治疗 1 周后患者体温下降至正常，头痛减轻，神志清楚，自诉双眼无光感，偶有耳鸣，颈强直阳性，CRP 下降至 3.1 mg/L，真菌 D- 葡聚糖 < 60 pg/mL，颅内压力仍较高，考虑治疗有效，继续抗真菌及对症降颅压治疗。抗真菌治疗 15 天因持续高颅压于神经外科行腰大池引流术对症治疗，患者头痛症状缓解，并继续两性霉素 B 脂质体联合氟胞嘧啶抗真菌治疗。入院 40 天患者体温正常，无头痛，精神食欲可，复查腰椎穿刺脑脊液墨汁染色未见隐球菌，病情好转出院。患者住院期间脑脊液检查结果见表 30-1。

笔记

表 30-1　住院期间脑脊液检查结果

项目	入院第 2 天	入院第 9 天	入院第 15 天	入院第 40 天
压力（mmH$_2$O）	> 330	> 330	> 330	220
外观	无色透明	无色透明	无色透明	无色透明
总细胞（个/μL）	550	145	145	146
白细胞（个/μL）	50	45	45	46
单核细胞（%）	88	90	88	86
多核细胞（%）	12	10	12	14
蛋白（mg/dL）	71.6	67.6	70.0	78.3
葡萄糖（mmol/L）	0.25	1.06	2.37	3.07
氯化物（mmol/L）	108.9	117.0	116.7	118.1
脑脊液墨汁染色	阳性	阳性	阳性	阴性
隐球菌抗原	阳性	阳性	阳性	阳性

【确定诊断】

新型隐球菌脑膜脑炎、视神经损伤、听神经损伤。

【随访】

患者长期于感染科随访，其间多次住院。院外持续口服氟康唑联合氟胞嘧啶抗真菌治疗，1 年后脑脊液基本正常，继续维持治疗半年后停药。2 年后入院复查，脑脊液检查恢复正常，头颅 MRI 见图 30-1，示双侧额顶叶异常信号，考虑可能为脑膜炎病史导致，脑白质脱髓鞘改变，患者遗留双眼失明，双耳听力异常。患者随访结果见表 30-2。

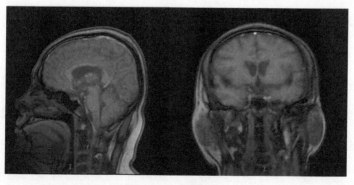

图 30-1　头颅 MRI

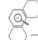

表 30-2 随访结果

项目	随访半年	1 年	1 年半	2 年
压力（mmH$_2$O）	250	270	180	190
外观	无色透明	无色透明	无色透明	无色透明
总细胞（个/μL）	117	211	46	8
白细胞（个/μL）	17	11	9	5
单核细胞（%）	85	72	67	0
多核细胞（%）	15	28	34	0
蛋白（mg/dL）	60.5	32.5	46.3	21.6
葡萄糖（mmol/L）	5.25	5.67	8.66	3.26
氯化物（mmol/L）	127.7	125.4	125.4	128.9
脑脊液墨汁染色	阴性	阴性	阴性	阴性
隐球菌抗原	阳性	阳性	阳性	阴性
视力及听力	异常	异常	异常	异常

病例分析

　　本例患者为中年男性，亚急性病程，有典型流行病学史，临床表现为发热、头痛，后出现颅神经损害、意识障碍。辅助检查示血真菌 D- 葡聚糖高、脑脊液压力高，脑脊液白细胞计数轻度升高，以单核细胞升高为主，脑脊液蛋白轻至中度升高，脑脊液葡萄糖及氯化物低，符合隐球菌脑膜炎的脑脊液特点，脑脊液墨汁染色见到新型隐球菌，血及脑脊液新型隐球菌抗原阳性。头颅 MRI 示灶性脑白质脱髓鞘改变，诊断隐球菌脑膜脑炎明确（颅内病灶及颅神经损害）。隐球菌性脑膜炎既可发生于艾滋病患者和其他免疫低下人群，也可发生于免疫正常者。非 HIV 感染患者隐球菌性脑膜炎发病初期临床表现复杂多样，对于任何伴有发热、头痛及中枢神经系统相关体征或症状的免疫功能受损患者，或表现出亚急性或慢性脑膜炎的免疫功能正常个体，均应考虑新型隐球菌脑膜炎的可能。临床医生

笔记

注意详细询问流行病学史并及时完善脑脊液检查。新型隐球菌病原学检查敏感度高，文献报道乳胶凝集试验检测脑脊液新型隐球菌抗原敏感度和特异度均高于墨汁染色和真菌培养，99% 中枢神经系统隐球菌感染者可为阳性。出现临床症状患者通过脑脊液涂片及新型隐球菌抗原可确诊。此患者发病 20 余天到当地医院就诊时尚未出现视物模糊等颅神经受损表现，如当时确诊并给予抗真菌及对症降颅压治疗，可能对避免后遗症的发生起到一定积极作用，因此临床医生仔细询问流行病学史，对于持续发热、头痛患者应向其阐明腰椎穿刺检查的重要意义，尽量做到早筛查、早确诊、早治疗。

　　隐球菌脑膜炎推荐首选两性霉素 B 联合氟胞嘧啶或氟康唑治疗，包括诱导期、巩固及维持治疗期。文献报道，非 HIV 相关隐球菌性脑膜炎患者诱导期给予低剂量两性霉素 B 联合氟胞嘧啶治疗方案可取得较好疗效，对于病情危重患者疗程适当延长可提高疗效，具体疗程判定宜采用个体化方案，结合患者临床症状、体征，脑脊液检查等进行综合判断后确定。但由于两性霉素 B 的不良反应相对较多，尤其是肾毒性，且其不良反应与累计剂量相关，故宜密切监测血常规、肾功能、电解质。及时有效控制颅内高压是决定隐球菌性脑膜脑炎结局最为关键的因素之一，可以采用药物降压如甘露醇，也可采用脑脊液引流降压。此患者应用抗真菌治疗过程中，顽固性高颅压难以缓解，后及时转入神经外科行腰大池引流术，有效缓解了高颅压压迫症状，为抗真菌治疗起效奠定了基础。隐球菌脑膜炎与高死亡率和不良预后高度相关，即使及时治疗患者也常见神经系统并发症和后遗症，病情可在数年内反复缓解和加重。

钱芳教授病例点评

此患者诊断为隐球菌脑膜脑炎明确，经积极治疗虽得到临床治愈，仍遗留失明及听力损害等后遗症，故早期诊断对降低死亡率和致残率有重要意义。非 HIV 相关隐球菌性脑膜炎起病隐匿，临床特征并无明显特异性，易延误诊断，甚至漏诊、误诊。脑脊液墨汁染色及真菌培养可联合新型隐球菌抗原检测，必要时多次送检提高阳性率，以尽早明确病原学诊断。

隐球菌脑膜炎治疗疗程较长，通常在 10 周以上，具体疗程应具体化分析，对于免疫功能低下、存在基础疾病、隐球菌抗原持续高滴度及颅脑 MRI 提示脑实质有异常病灶者，疗程可相应延长。此患者脑脊液中新型隐球菌抗原持续阳性，头颅 MRI 提示双侧额顶叶异常信号（考虑存在颅内病灶），因而患者抗隐球菌治疗最终疗程达 1 年半，减少了复发的可能。

【参考文献】

1. 丹尼斯·L 卡斯珀，安东尼·S 福西. 哈里森感染病学. 胡必杰，潘钰，高晓东，译. 3 版. 上海：上海科学技术出版社，2019：922-925.

2. 王拥军. 神经病学. 3 版. 北京：北京大学医学出版社，2013：142-143.

3. 刘正印，王贵强，朱利平，等. 隐球菌性脑膜炎诊治专家共识. 中华内科杂志，2018，57（5）：317-323.

（刘柯航 整理）

笔记